TRATAMIENTO NATURAL DEL ESTRÉS

© ADOLFO PÉREZ AGUSTÍ
Edita: Masters
MADRID
ediciones masters@gmail.com

TRATAMIENTO NATURAL DEL ESTRÉS

Los humanos se han trasladado hace muchos años a las grandes ciudades, en donde los depredadores les acechan de mil maneras para hacerles sucumbir mediante el sencillo sistema de ponerles la vida difícil. El intenso tráfico, la polución, los ensordecedores y pertinaces ruidos, lo mismo que el implacable reloj, son algunas de estas zancadillas que se encargan cada día de impedirnos que podamos considerar la existencia como un bien. Junto a esto, el trabajo rutinario (la mayoría de las veces ejercido bajo presión de los jefes), los clientes y el propio ambiente insalubre, así como el poco tiempo disponible para comer relajadamente (frecuentemente en sitios que no se parecen a nuestro hogar), se unen al fantasma del despido si somos asalariados, o a los malos resultados económicos si ejercemos como empresarios. Por si fueran pocas estas presiones, nuestra vida social es casi siempre un nuevo quebradero de cabeza, pues tenemos la preocupación mensual para poder pagar las facturas, además del empeño en disponer del confort imprescindible en nuestros hogares, lo que nos obliga a intentar día a día mejorar la posición económica y social.
Pero la lucha continuada para adaptarnos suele estar también a nuestro lado, justo en ese reducto de paz al que llamamos hogar y que en no pocas ocasiones es la causa de nuestras desventuras y tensiones. La propia convivencia con nuestra familia, sean los hijos, padres o cónyuge, con las peleas frecuentes, los malentendidos y las enfermedades propias y ajenas, forman una

larga serie de adaptaciones y dificultades que nos hacen perder las fuerzas con frecuencia.

Y es que sobrevivir es casi un milagro, aunque la mayoría de las personas, por si fueran pocas las dificultades antes mencionadas, se empeñan en buscar la felicidad y la relajación en formas y sitios inadecuados, como el tabaco, el alcohol y las drogas, sin olvidar la comida insana, las peleas por motivos superfluos, pedir ayuda incluso para clavar un clavo, y hasta utilizar el malhumor como una prueba de que estamos deseando continuar con todas estas presiones. Seguramente no es así realmente, al menos en su totalidad, pero nuestros actos nos demuestran que una cosa es lo que decimos y otra lo que hacemos.

"Las dificultades están para estimular, no para quitar el ánimo, pues el espíritu humano se hace más fuerte en la lucha"

CAPÍTULO 1

"Los hombres y los reyes deben juzgarse por los momentos críticos de sus vidas"
Churchill

DEFINICIÓN

¿Es posible leer un periódico o ver un programa de televisión sin oír una referencia al estrés, al menos para justificar que no somos los únicos que tenemos un eterno malhumor y descontento? Tan anclado está ya en nuestras conversaciones el tema del estrés que hemos llegado a creer que se trata de un mal moderno, casi de ayer mismo. Sin embargo, no creamos que se trata de un mal reciente, ni siquiera originado en las grandes ciudades, ya que, después de todo, la tensión emocional ha estado a nuestro alrededor desde que desahuciaron a Adán y Eva del Jardín del Edén. ¿Había entonces más estrés ayer que hoy? ¿Es ahora la vida contemporánea de alguna manera diferente y más peligrosa que en la época medieval, por ejemplo? ¿O es que simplemente la investigación científica ha confirmado lo que ya sabían nuestros ancestros, aunque no empleaban ese escueto nombre?
Indudablemente no se trata de una situación negativa a priori para el organismo, sino simplemente de una adaptación a situaciones conflictivas o peligrosas. El problema es cuando estas situaciones se prorrogan y se repiten, minando la capacidad de adaptación de nuestro organismo, momento en el

cual el estrés sobrecarga nuestra capacidad de ajuste y enfermamos.

Es bien admitido desde hace tiempo que las personas son más proclives a enfermedades de todo tipo cuando están sometidas a un gran estrés, y que los acontecimientos negativos, como la muerte de un ser querido, parecen causar el suficiente estrés como para reducir la resistencia del cuerpo a la enfermedad. Sin embargo, las circunstancias positivas, tales como un nuevo trabajo o el nacimiento de un bebé en casa, también pueden mejorar la capacidad normal de una persona para resistir la enfermedad, estableciéndose así una tabla de situaciones vitales que nos permite valorar el efecto del estrés en cada una de ellas.

VALORACIÓN DEL ESTRÉS EN LOS ADULTOS
Los situados en primer lugar, son los más estresantes

SITUACIÓN

Muerte de un hijo
Muerte de la pareja
Pre-divorcio
Divorcio
Encarcelamiento
Muerte inesperada de un pariente cercano
Separación sentimental
Despido del empleo
Citación de Hacienda
Enfermedad o incapacidad irreversible
Preparativos matrimonio
Muerte esperada de un pariente cercano
Primeros meses de jubilación
Enfermedad de pariente cercano

Trabajar mas de 40 horas por semana
Problemas sexuales en el varón
Cambio de rol en el trabajo
Cambio negativo en el estado financiero
Muerte de un amigo
Aumento en el número de discusiones con la pare
Problemas con hipoteca o préstamo bancario
Reconciliación de la pareja
Problemas con los hijos
Menopausia
Dormir menos de 8 horas
Problemas con la familia política o hijos
La pareja comienza o deja de trabajar
Problemas con el jefe
Cambio en el horario o condiciones de trabajo
Cambio de residencia
Préstamo menor
Preparación de vacaciones
Infracción menor de la ley
Problemas sexuales en la mujer

Causas

Ahora estamos seguros de que el estrés puede ejercer alguna influencia negativa en el desarrollo de ciertas enfermedades o incluso en la mayoría, tal y como estudios recientes han demostrado en el desarrollo del cáncer, aunque es difícil establecer qué grado de negatividad ha ocasionado en ese individuo en concreto.   Si tenemos en cuenta la estrecha e inseparable relación que existe entre el cuerpo y la mente, indudablemente todos nuestros antepasados han tenido que ver alterada su salud también a causa del estrés personal, pues lo mismo que ahora antes tuvieron las amenazas a su integridad física, el problema de conseguir el alimento diario y la azarosa vida en comunidad, por mencionar solamente algunos problemas comunes.

Fisiológicamente, una persona en tensión, estresada, ve aumentada la tensión arterial, la frecuencia cardiaca y percibe que el estómago se contrae, mientras que su mente parece no conseguir coordinar lo que sus sentidos perciben tan rápidamente. El instinto primario le obliga a huir o luchar, pero con frecuencia lo único que consigue es ver paralizadas sus funciones y ser incapaz de conseguir una respuesta eficaz ante el problema. Una explosión, un atasco justo aquel día que teníamos más prisa, o las tensiones puramente psíquicas, como la creencia que nos van a despedir del trabajo o que nuestra pareja nos es infiel, son suficientes para ocasionar un estrés intenso que desencadene una nueva enfermedad o agudice la que ahora padecemos.

Toda persona, independientemente de su sexo y edad, está sometida en el transcurso de su vida a presiones exteriores motivadas por su medio familiar y laboral, durante las cuales su sistema defensivo trata de acomodarse y soportar los múltiples inconvenientes que le llegan. Se considera que padecen estrés cuando las tensiones son muy prolongadas y el organismo se ve incapaz de asimilarlas. Sería algo así como una conducción eléctrica calculada para 500 vatios, a la cual se le incorporan pequeñas sobrecargas adicionales; durante un corto espacio de tiempo se puede soportar, pero si no existen derivaciones para canalizar el exceso, vendrá el fallo.

La persona afectada apenas percibe este incremento de la tensión, puesto que su rendimiento físico es muy alto, consecuencia lógica de un cuerpo obligado a funcionar al máximo. Esta sobrecarga de trabajo o de tensión emocional suele ser beneficiosa durante cortos períodos de nuestra vida, ya que nos pone en funcionamiento facultades y energías quizá desconocidas para nosotros mismos. Muy probablemente, solamente aquellas personas a las cuales la vida les somete a estos esfuerzos son capaces de efectuar actos de verdadero interés.

El problema aparece cuando la tensión es demasiado prolongada y las reservas energéticas comienzan a decrecer. El sistema de adaptación de nuestro cuerpo, centrado principalmente en las suprarrenales, el corazón y la conducción nerviosa, acusa sobrecarga y trata de adaptarse subiendo la tensión arterial, aumentando la irritabilidad emocional o con un exceso de jugos gástricos. Estas anomalías conducirán a la larga a una serie de enfermedades que pueden abocar en una patología importante, justo cuando la persona parecía pletórica de eficacia y energía.

Situaciones que agravan el estrés:

"Todos tenemos fuerzas para soportar los males ajenos" Rochefoucauld

∘ Personalidad agresiva, deseo de hacer justicia, intolerancia con el discrepante.
∘ Impaciencia por conseguir los fines perseguidos, con los torpes, con los ancianos y en general con cualquier persona poco habilidosa o incapaz de resolver los problemas cotidianos.
∘ Dieta poco saludable, rica en carne y carentes de grasas vegetales. También las carencias de vitaminas del grupo B.
∘ El alcohol.

○ Un entorno hostil, lleno de ruidos, problemas con el vecindario, líneas de alta tensión próximas, cabecera de la cama mal orientada o viviendas con pocos espacios abiertos.
○ Haber dormido mal la noche anterior.
○ Práctica deportiva demasiado intensa o continuada.

Signos externos e internos

○ La tensión externa incluye condiciones físicas adversas (dolor o temperaturas calientes o frías), así como ambientes psicológicos agotadores (condiciones de trabajo insanas, ciudad agobiante).
○ La tensión interna puede incluir aspectos físicos (infecciones, inflamación) o psicológicos. Un ejemplo de estrés psicológico interno es la preocupación intensa sobre un acontecimiento peligroso que pueda ocurrir o no.

Estrés agudo o crónico

El estrés también se puede definir como a corto plazo (agudo) o largo plazo (crónico).

Tensión aguda
La tensión aguda es la reacción ante una amenaza inmediata, conocida comúnmente como *respuesta de la lucha*. La amenaza puede ser cualquier situación que experimentemos, incluso subconsciente o falsa, como peligro.
También incluye:
○ Ruido,
○ ambiente cerrado,
○ aislamiento,
○ hambre,

◦ peligro,
◦ infección,
◦ imaginar una amenaza o recordar un acontecimiento peligroso.

En la mayoría de los casos, una vez que la amenaza aguda ha pasado, la respuesta se hace inactiva y vuelven las hormonas a su nivel normal, una condición llamada *respuesta de la relajación.*

Tensión Crónica.
Sin embargo, la vida moderna plantea con frecuencia situaciones agotadoras que no son de breve duración y el impulso para luchar o huir se hace insoportable por lo prolongado. Estas situaciones crónicas comunes incluyen:

◦ Trabajo ejercido bajo presión,
◦ problemas en la relación personal,
◦ soledad,
◦ situación financiera persistente y preocupante.

CAPÍTULO 2

MENSAJEROS QUÍMICOS CEREBRALES

Serotonina

En un día típico, dentro del cerebro se envían y reciben trillones de mensajes. Algunos son positivos, por lo que los denominaremos como "Mensajes alegres" y otros sombríos y depresores, en este caso serán los "Mensajes tristes". Mientras esta transmisión esté equilibrada todo funciona con normalidad.

El estrés causa problemas en los mensajeros alegres y su entrega puede retrasarse, recibiéndose entonces solamente "Mensajes tristes" y ocasionando que la persona afectada se sienta mal, sofocada, con cansancio, insomnio, múltiples dolores y falta de energía. Se sienten deprimidos, angustiados o simplemente sienten que no pueden con la vida.

Los tres elementos positivos son la Serotonina, Noradrenalina, y la Dopamina, ausentes habitualmente en casos de tensión nerviosa. La Serotonina es el elemento químico que induce al sueño, siendo imprescindible para que la persona duerma bien. Regula igualmente nuestro reloj interno, algo así como un director orquesta que mantiene unidos a todos los instrumentos, estando situado en la glándula pineal. Todos los días la serotonina es convertida en un compuesto llamado melatonina que, a su vez, se vuelve a convertir en serotonina. Este ciclo tarda exactamente 25 horas y constituye nuestro reloj interno.

Este aparente desfase entre las 24 horas habituales solares y las 25 del reloj interno, es reajustado gracias a la luz solar, aunque

11

tarda aproximadamente tres semanas en completarse, lo que explica las alteraciones que se perciben cuando nos vamos a un país extranjero con una latitud diferente. Un dato importante, es que este reloj está en consonancia con nuestro regulador interno de temperatura, siendo significativo el que para descansar adecuadamente el ambiente debe ser más frío que durante el día, ya que la temperatura corporal debe bajar al menos un grado. De no ser así, el descanso no es reparador.

Adrenalina y noradrenalina

La mayoría de nosotros hemos oído hablar de la adrenalina, esa hormona segregada por las glándulas suprarrenales. Cuando se vierte en la sangre el corazón late más rápido, la sangre se percibe en la piel, los intestinos y los músculos y aparece sudoración en las palmas de las manos y la frente. El cuerpo se ha preparado para luchar o huir. Pariente cercano de ella es la noradrenalina, con multitud de funciones en el sistema nervioso, aunque la que ahora nos interesa es el establecimiento de los niveles de energía. Sin su presencia la persona se siente cansada, exhausta o sin energía, sin ganas de hacer nada.

Endorfinas

En nuestro interior existen una serie de sustancias con un poder analgésico tan potente como la morfina y tan estimulantes como la heroína, conocidas como endorfinas.

Parece ser que estos compuestos son los responsables de nuestra sensibilidad al dolor, pero no es fácil que consigamos segregarlas a voluntad. Sin embargo, su presencia explica claramente la razón por la cual hay personas más sensibles al dolor físico y psíquico que otras, por lo que hay que descartar la creencia de que muchas personas se quejan "de vicio" o tienen dolores imaginarios.

Dopamina

Este mensajero parece concentrarse en áreas del cerebro contiguas a los lugares de mayor secreción de endorfinas. Cuando la función de la dopamina baja también disminuye la función de las endorfinas, siendo el estrés una de las causas que originan una disminución de la dopamina, perdiendo así su analgésico natural.

La dopamina también dirige el "centro del placer." Este es el área que le permite a la persona disfrutar de la vida, pero cuando el estrés interfiere en la secreción el centro del placer se hace inoperante. Las actividades placenteras normales ya no dan placer, por lo que la vida se convierte en dolorosa y ausente de todo placer. El futuro se ve tan negro que nos hace el presente igualmente insoportable.

Síntomas de esta disfunción química

¿Qué sucede cuando los niveles de estrés son lo suficientemente altos como para causar un fallo en los mensajes alegres? ¿Cómo se sentirá la persona? Si la carga de estrés es suficiente para interferir el reloj interno de la persona dejará de funcionar y tendrá problemas para dormir, se despertará con frecuencia y recordará sus sueños. Durante toda la mañana se sentirá cansado, desganado y con falta de interés por el mundo en general. Posteriormente comenzará a sentir dolores, siendo los más frecuentes los dolores de espalda, cabeza, cuello y hombros, pero también es frecuente un constante malestar o leve dolor general, así como unas piernas que se niegan a cualquier movimiento. Su capacidad para encontrar placer en la vida está casi anulado, y lo que antes solía ser divertido o placentero ya no lo es.

Cuando todos estos síntomas coinciden -falta de sueño, fatiga, dolores y desgana-, la persona se siente abrumada por la vida, llora con mayor facilidad y está deprimida, acudiendo presurosa al médico, más que nada para que le escuche, algo imposible en las consultas estatales masificadas. Si tiene suerte, quizá le mande hacer unas pruebas que tardarán días en realizarse, y si no es así le mandará un tranquilizante para "los nervios". El problema es que todavía hay ilusos que creen que el estrés se puede evaluar con un simple análisis de sangre, como si se tratara de un hematíe o una colonia de leucocitos.

Nuestro amigo estresado se sentirá angustiado, seguirá sin dormir (salvo que le hayan recetado un somnífero) y el pánico le llegará si tiene más de 40 años y su pecho comienza a tener pinchazos. Si a estos síntomas se une la dificultad para respirar profundamente y ciertas molestias estomacales complementadas con diarrea, el estrés habrá aumentado aún más. No obstante, no se preocupen demasiado, pues a lo largo de este libro le daremos las soluciones para curarse.

LOS ESTIMULANTES

Cuando la persona no se siente bien tratará de hacer algo para sentirse mejor, especialmente si su problema es que no tiene fuerzas y se levanta ya cansado.
A su alcance existen una serie de sustancias que se anuncian como eficaces contra el desaliento y la fatiga, e incluso podemos asegurar que sirven para aumentar la producción de los "mensajes alegres". Estas sustancias mejoran temporalmente el estado físico y anímico de la persona estresada, pero no deben utilizarse de forma continuada.

Azúcar

La glucosa, lactosa, fructuosa y sacarosa son los llamados azucares simples. Son moléculas que se absorben con facilidad, e incluso algunas son toleradas por los diabéticos, como la fructosa. Para ello basta con poner una pequeña cantidad de azúcar o miel debajo de la lengua para aumentar nuestros niveles en sangre. Un aumento repentino de glucosa sube inmediatamente los niveles de los mensajes alegres.

Sal

La costumbre de tomar los alimentos sin sal, por aquello de que ya contienen la suficiente, ocasiona no pocas pérdidas de energía (incluso hipotensión), especialmente significativa en los meses de verano. Puesto que con el sudor eliminamos grandes cantidades de sodio, cualquier alimento salado nos repondrá rápidamente nuestros niveles sanguíneos y con ello el renacer de nuestra energía.

Cafeína

Esta droga menor entra directamente en el cerebro y causa un aumento en los mensajes alegres. Todos sabemos la capacidad que tiene la cafeína de darnos energía y por ello es uno de los más utilizados por la gente. Es importante saber que la cafeína no sólo se encuentra en el café, sino también en los refrescos de cola, chocolate y en el té, así como en el guaraná.

Alcohol

Para muchas personas, este depresor de los sentidos se comporta como un poderoso estimulante que ayuda al reloj interno a funcionar y por lo tanto a vivir. Hace que la persona se sienta con energía y agresiva, disminuye la sensación del dolor y aumenta el placer. No nos debe sorprender que el alcohólico beba para dormir, para despertar, para tener valentía social, para evitar el dolor o para divertirse.

Marihuana, Cocaína, Anfetaminas, Heroína

Todas estas drogas aumentan la función de los mensajeros cerebrales. Son muy utilizadas y extremadamente poderosas, pero igualmente de perjudiciales.

Efecto rebote

Las sustancias mencionadas anteriormente parecen tan extraordinarias que a cualquiera le puede apetecer tomarlas sin freno alguno. Sin embargo, el problema no aparece solamente cuando se genera dependencia, sino más frecuentemente por el efecto de rebote. Esto quiere decir que, aunque rápidamente hacen sentir bien a la persona, con la misma rapidez la hacen sentirse mal. Una persona que desayune dos bollos con un café bien cargado y azúcar, rápidamente subirán sus niveles de energía, logrará un umbral normal de dolor y una sensación generalizada de bienestar. Sin embargo, este efecto no durará todo el día y cuando se pase necesitará de nuevo estos estimulantes y así todos los días, cada vez en mayor cantidad.

Una persona aquejada de estrés que tome siempre estas sustancias no podrá estar en forma nunca sin su ayuda, lo que le ocasionará nuevas enfermedades, mientras que su estrés continúa presente. Están tan espoleados durante las horas diurnas que creen que su salud es correcta, y aunque agotan las reservas energéticas en los días finales de la semana, lo justifican por el trabajo tan agotador que tienen, no por el abuso de los estimulantes.

¿Hay alguien que piense todavía que las drogas de uso cotidiano no minan la salud? Les recordaré que el tabaco daña los pulmones, el corazón, el estómago y el sistema circulatorio; que la cafeína ocasiona taquicardia y agotamiento prematuro del corazón; que el alcohol embota los sentidos y daña seriamente al hígado y al cerebro; y que las drogas son el mejor camino para la ruina total en pocos años.

CAPÍTULO 3

ALTERACIONES MÉDICAS ORIGINADAS POR EL ESTRÉS

"Ninguna encina se quiebra al primer hachazo" Ortega y Gasset

Cerrar los ojos, dejarse llevar por una música suave, ser acariciado, respirar suavemente y visualizar lugares placenteros, son algunos de los remedios que todo el mundo practicamos cuando queremos relajarnos. Con ellos pretendemos dar un descanso a nuestro espíritu, más que a nuestro cuerpo, buscando llegar de nuevo a esa plenitud que teníamos antes, quizá hace ya muchos años atrás.

Cuando una persona está estresada, se activa la llamada "respuesta para la lucha o de arrebato", a causa de la cual sufre un incremento en el ritmo cardiaco, la tensión arterial y la frecuencia respiratoria. Ello nos lleva a considerar más acertadamente el estrés como un estado de tensión, un proceso físico, químico o emocional, productor de una situación que puede llevar a la enfermedad física.

El progreso de la enfermedad

Ahora sabemos que hay tres etapas en la respuesta del estrés. En la primera, de alarma, el cuerpo reconoce el estrés y se prepara para la acción, ya sea de agresión o de fuga. Un ejemplo de ello lo tenemos en un asalto en la calle, con el agresor o ladrón surgiendo repentinamente ante nuestros ojos, mientras nuestra mente trata de ordenar lo imprevisto del momento. En ese instante, las glándulas endocrinas liberan hormonas suprarrenales que aumentan los latidos del corazón y el ritmo respiratorio, elevan el nivel de azúcar en la sangre, incrementan la transpiración, dilatan las pupilas y hacen más lenta la digestión. En la segunda etapa, de resistencia, el cuerpo repara cualquier daño causado por la reacción de alarma y nos prepara para la respuesta eficaz, en ocasiones la huída, no siempre factible. Sin embargo, si el estrés (la situación) se prolonga, el cuerpo permanece alerta y ya no puede reparar los daños, siendo normal el desvanecimiento, la sudoración profusa y el orinarse. Si continúa la resistencia se inicia la tercera etapa, el agotamiento y la pérdida de nuestra capacidad de reacción, cuya consecuencia puede ser una alteración profunda que dejará huella largo tiempo.

Indudablemente este es un caso de situación estresante profunda, tanto como lo son una enfermedad dolorosa, la pérdida continuada del empleo o un divorcio que nunca llega. Por ello, debemos advertir que la exposición prolongada al estrés agota las reservas de energía del cuerpo y puede llevar en situaciones muy extremas, incluso a enfermedades serias.

Desdichadamente, todo cuanta rodea a los seres vivos es estresante, pero es una consecuencia del hecho de estar vivos, ya que el simple acto de respirar sin pausa, los continuados latidos del corazón que no se pueden interrumpir, o la búsqueda incesante del alimento diario, son los estigmas que acompañan nuestra existencia. Si a ello sumamos los problemas cotidianos de la vida en sociedad, con nuestras familias, compañeros de trabajo, autoridades y personas que se nos cruzan continuamente en nuestras vidas, nos daremos cuenta que no hay un sólo momento, o al menos hay muy pocos, en los cuales nos podamos relajar y olvidarnos del mundo que nos rodea.

Afortunadamente, y en oposición al estrés, diario o circunstancial, le proponemos la relajación, que no es otra cosa que separarse de ciertas actividades que someten al cuerpo a una excesiva tensión. La mayoría de las técnicas de relajación consisten en un entrenamiento de los músculos del cuerpo para evitar tensiones ocultas, al mismo tiempo que canalizan la mente hacia lugares más placenteros. No se trataría, pues, de olvidar los problemas, sino de adaptarnos a ellos, por lo que las buenas técnicas de relajación (y las que aprenderá en este libro, creo, lo son), enseñan a los individuos a reconocer tensiones de la vida diaria que les permitirán afrontarlas.

Nuevos descubrimientos

Las teorías sobre el estrés, lanzadas por el fisiólogo Walter Canon, primero, y el científico Hans Seyle, después, se han convertido en evidencia científica. Estas conclusiones han permitido aclarar las causas por las cuales un trabajador intenta quitarse la vida debido a presiones profesionales; porqué algunas mujeres enferman de cáncer años después de sufrir una tragedia familiar; o porqué hay ejecutivos que sin fumar ni beber alcohol y llevando una vida sana, murieron de un infarto tras vivir durante décadas bajo la presión de la cuenta de resultados.

Ahora sabemos que ante cualquier situación de estrés, externo o interno, el sistema nervioso central, el eje hipotalámico/hipofisario (HPA), el sistema cardiovascular, el metabólico y el inmune responden. El precio que cada persona paga por adaptarse a las situaciones estresantes es lo que el científico Bruce S. McEwen, de la Universidad Rockefeller, denomina carga alostática. Es, en definitiva, y según sus conclusiones, el desgaste que se produce tanto por una actividad extrema o demasiado baja de los sistemas enumerados anteriormente, lo que ocasiona la respuesta a las tensiones.

Pero ese precio no es el mismo para todos, y para demostrarlo McEwen pone un ejemplo: a la mayoría de las personas se les activa el HPA cuando tienen que hablar en público. Afortunadamente, después de tener que enfrentarse repetidamente a este suceso, muchas de estas personas se habitúan y la secreción de cortisona (un glucocorticoide segregado por las glándulas suprarrenales como respuesta al estrés) no se incrementa como lo hizo durante los primeros discursos. Con el tiempo, serán cada vez más eficaces y conseguirán relajarse en lugar de ponerse nerviosos. Sin embargo, un 10% de estos individuos se pondrá siempre tenso cuando tenga que dar una conferencia y sus niveles de cortisona aumentarán en todas esas ocasiones, consiguiendo solamente un incremento de la presión arterial.

Dos factores determinan cómo se enfrenta cada individuo a una situación de estrés. El primero es la forma en que cada uno percibe ese momento (mientras que para algunos volar en avión no supone un factor de estrés, para otros sí lo es), y el segundo se refiere al estado general de salud, que está determinado por factores genéticos, ambientales o el estilo de vida. Así, por ejemplo, las personas cuya tensión arterial se eleva durante horas después de producirse un hecho estresante, suelen tener un familiar directo (padre o madre) hipertenso. Son los genes, por tanto, los que están elevando su susceptibilidad a sufrir estrés cardiovascular. Y puesto que no todas las personas reaccionan igual ante una situación estresante, tampoco todas las tensiones provocan la misma carga emocional.

El primer tipo de carga es la que está provocada por el estrés frecuente, aquel que causa una respuesta física inmediata. Una persona tiene que acudir a una cita importante y un atasco le impide llegar a tiempo, situación que desencadena un estrés inmediato. Como consecuencia, se eleva la tensión arterial, lo que puede incrementar las probabilidades de infarto en las personas con factores de riesgo.

La segunda clase es la respuesta normal, pero mantenida, constante, al estrés. El resultado: una exposición prolongada a las llamadas hormonas del estrés (las catecolaminas, adrenalina y noradrenalina, que son las hormonas que libera el sistema nervioso simpático, y los glucocorticoides). Determinados profesionales, como periodistas, ejecutivos, pilotos o médicos, son los que más sufren este tipo de carga emocional.

La tercera, cuando la respuesta física al estrés se prolonga en el tiempo. Un ejemplo: está demostrado que las mujeres depresivas sufren una pérdida de masa ósea. Estas mujeres, cuya carga emotiva es crónica debido a su estado mental, poseen concentraciones elevadas de cortisona que inhiben la formación de hueso.

En el cuarto tipo se produce una respuesta física inadecuada al estrés. Es decir, cuando uno de nuestros sistemas no responde correctamente ante los estímulos estresantes, ante una amenaza, el organismo actúa activando otros sistemas que no suelen ser los corrientes. Así, si una situación tensa no eleva, por ejemplo, los niveles de cortisona de un individuo, su fisiología tiene que compensar esta deficiencia y responder con un aumento de citoquinas inflamatorias. Ensayos en ratas han demostrado que las consecuencias de esta respuesta anormal aumentan la susceptibilidad de estos animales de laboratorio a padecer trastornos autoinmunes o inflamatorios.

Efectos negativos

En épocas prehistóricas, los cambios físicos en respuesta a la tensión suponían una adaptación esencial para las amenazas naturales. Incluso en el mundo moderno, la respuesta estresante puede ser un bien para aumentar los niveles del funcionamiento orgánico durante acontecimientos críticos, como por ejemplo una actividad deportiva, una reunión importante, o en situaciones de peligro o crisis sentimental. Si la tensión llega a ser persistente y altera el funcionamiento del cerebro, corazón, pulmones y músculos, se convierte en una patología crónica, lo que puede producir en un cierto plazo daños físicos o psicológicos. Además, la simple tensión aguda, ocasionada por un acontecimiento imprevisto, puede llegar a ser mortal.

Para que se declaren efectos físicos negativos se deben dar las siguientes circunstancias:

◦ Una acumulación de situaciones agotadoras persistentes, particularmente aquellas que una persona no puede controlar fácilmente (por ejemplo, trabajo muy intenso más una relación infeliz).
◦ Tensión persistente que se origina después de un acontecimiento traumático (como un accidente de automóvil).
◦ Una respuesta ineficaz o escasa para la relajación.
◦ Estrés agudo en personas con enfermedades importantes, como las cardiopatías.

La mejor manera de prever el efecto de la tensión aguda es imaginarse en una situación primitiva, como cuando un oso nos persigue. En estos casos, la respuesta del cerebro es intensa, analizando todas las probabilidades, aunque la sensación más intensa es la de peligro de muerte.

Físicamente, encontramos las siguientes reacciones:

Movilización endocrina
Una parte del cerebro que involucra al hipotálamo, la pituitaria y hasta la cápsula suprarrenal (HPA), se activa.

Secreción de hormonas esteroides
La glándula suprarrenal aumenta la producción de las hormonas esteroideas, incluyendo el cortisol y la corticosterona, ambas esenciales para el metabolismo y la reacción del organismo ante situaciones de estrés; y los mineralocorticoides, que desempeñan otras funciones reguladoras importantes, como el mantenimiento del equilibrio iónico.

Secreción de catecolaminas
La glándula suprarrenal también segrega los llamados neurotransmisores (mensajeros químicos), especialmente la dopamina, norepinefrina, y epinefrina (también llamada adrenalina.) Aunque ésta última no es necesaria para la conservación de la vida y en condiciones normales su presencia en la sangre es insignificante, en momentos de excitación o estrés emocional se secretan grandes cantidades, que actúan sobre las estructuras del cuerpo, preparándolo para el esfuerzo físico. La adrenalina estimula el corazón, estrecha los pequeños vasos sanguíneos, eleva la tensión arterial, libera el azúcar almacenado en el hígado, y relaja ciertos músculos involuntarios, mientras que contrae otros.

Los efectos más importantes de este aumento hormonal son:

◦ Los neurotransmisores activan el hipocampo (una protuberancia encefálica situada en la pared externa de los ventrículos laterales del cerebro) para almacenar la experiencia emocional en la memoria a largo plazo. En épocas primitivas, esta combinación de respuestas habría sido esencial para la supervivencia, cuando la memoria duradera de los estímulos peligrosos (por ejemplo, el ataque de un oso) serían críticas para evitar esas amenazas en el futuro.

◦ Estas pequeñas moléculas, que se derivan del aminoácido tirosina, se miden en la orina y su aumento indica ansiedad, estrés agudo, y en ocasiones cierto tipo de cáncer.

◦ Durante un acontecimiento agotador, las catecolaminas también suprimen la actividad en ciertas áreas no vitales referidas a la memoria a corto plazo, como la concentración, o la inhibición social, así como el pensamiento racional. Esta secuencia de acontecimientos mentales permite que una persona reaccione rápidamente al ataque del oso, luchando o huyendo. Sin embargo, cuando el conflicto es urbano y social, obstaculiza la capacidad de resolver tareas complejas y comportamientos sociales o intelectuales. Si el individuo se ve inmerso en un callejón sin salida, puede intentar resolverlo mediante la agresividad explosiva o la autodestrucción, y no olvidemos que el cáncer es un proceso de autodestrucción, por cuanto las células enfermas acaban devorando al mismo organismo que las mantiene con vida.

Respuesta del corazón, los pulmones, y la circulación sanguínea

El sistema cardiovascular puede verse seriamente afectado por el estrés y diversas investigaciones han demostrado que las personas con bajo control sobre sus trabajos y una fuerte demanda psicológica, tienen más riesgo de sufrir enfermedad coronaria, lo mismo que aquellos trabajos que llevan asociadas las tensiones con las frustraciones diarias. La relación entre estrés y cardiopatía isquémica está muy documentada, así como su papel, por ejemplo, en las úlceras pépticas.

En un reciente estudio se determinó cuál era la influencia del estrés en el sistema cardiovascular. Para ello, los especialistas determinaron que una carga emotiva elevada implica poseer niveles altos de un grupo de variables distintas: presión sistólica; secreción en la orina nocturna de cortisona y catecolaminas; relación entre cintura y cadera, es decir, cantidad de grasa acumulada en la zona abdominal; relación entre la cantidad de colesterol total y el HDL (el bueno); concentración de este último tipo de lípido, y la concentración de epiandrosterona, un tipo de hormona masculina.

Y, curiosamente, durante la investigación también se observó que una elevada secreción de cortisona entre las mujeres que participaron en el estudio, era un factor que predecía un posible deterioro de la memoria en este grupo de mujeres.

En resumen, encontramos estas alteraciones:

◦ La respiración es más rápida y los pulmones consumen más oxígeno.
◦ El flujo de la sangre puede aumentar hasta el 300% o el 400%, preparando los músculos, los pulmones, y el cerebro para las nuevas exigencias.
◦ El bazo descarga las células rojas y blancas de la sangre, permitiendo que la sangre transporte más oxígeno.

Respuesta del sistema inmune
Aunque no existen pruebas concluyentes, existe la sospecha de que las situaciones de estrés prolongado o intenso pueden provocar cáncer inespecífico, así como disfunciones del sistema

inmunitario. En concreto, el sistema linfático sería una de los más afectados, así como el aparato digestivo. Las células sanas pueden llegar a un desequilibrio total a causa de una elevada tensión emocional, anulando el sistema defensivo y llegando a atacar al mismo organismo del cual dependen.

Siempre se ha relacionado el estrés postraumático de algunos de los soldados que combatieron en Vietnam con un mayor riesgo de sufrir enfermedades infecciosas y crónicas. Según un estudio, y tras estudiar la historia médica de 1.399 combatientes, se demostró que aquellos que sufrieron estrés postraumático tienen entre un 50% y un 150% más de riesgo de padecer problemas graves de circulación, digestivos, musculoesqueléticos, respiratorios e infecciosos, 20 años después de acabar su servicio militar, cuando se les compara con los que no sufrieron estrés postraumático.

La respuesta del sistema inmunitario parece quedar muy disminuida y por tanto estar muy aumentado el riesgo para las infecciones en presencia de estrés, según un estudio que ha demostrado que hay una disminución de las células blancas sanguíneas. Especialmente sensibles son las personas que padecen gripe o enfermedades por frío, en las cuales se pueden exacerbar los síntomas, lo mismo que cuando se padece herpes o SIDA. En esta última enfermedad, las investigaciones han demostrado que las personas infectadas por el virus del SIDA muestran un progreso mayor en su enfermedad cuando padecen estrés.

Hay otras enfermedades similares, aquellas denominadas como autoinmunes, en las cuales el estrés actúa también negativamente, como son el eczema, el lupus, y la artritis reumatoide, e incluso la esclerosis múltiple.

Debemos insistir en que es muy posible que en algún momento de nuestras vidas algunas células corporales se vuelvan locas, anárquicas y autodestructivas, intentando destruir al mismo organismo que las alberga. Si la situación de penuria emocional se perpetúa más allá de lo razonable, el cáncer se declarará inevitablemente a medio o largo plazo.

Cambios en la boca y la garganta
Mientras que el oso (el peligro) se acerca, los líquidos desaparecen de los lugares no esenciales, incluyendo la boca. Esto causa sequedad y dificultad en el hablar. Además, la tensión puede originar espasmos en los músculos de la garganta, haciendo difícil tragar.

Respuesta de la piel
El efecto de la tensión manda el flujo sanguíneo lejos de la piel para apoyar los delicados tejidos del corazón y de los músculos, ocasionando palidez y sudoración fría. El cuero cabelludo también cambia y ocasiona que se erice tato el vello como el pelo.

Respuesta metabólica
La tensión bloquea las funciones digestivas, una función no esencial del cuerpo durante los períodos de crisis, por lo que resulta desaconsejable comer.

Peso

Ganancia de peso
A menudo se relaciona el estrés con la obesidad o el sobrepeso. Muchas personas angustiadas manifiestan no poder ceder a los impulsos para tomar sal, grasas, y azúcar, e incluso hay quien asegura que gana peso con una dieta saludable. Este peso extra se deposita frecuentemente en la zona abdominal, algo que

predispone a la diabetes y las cardiopatías. En un estudio efectuado, las mujeres delgadas que habían aumentado de peso insistieron en que ocurrió durante una época estresante, posiblemente al aumento del cortisol, una hormona que parece promover la grasa abdominal y puede ser la conexión primaria entre la tensión y ganancia de peso en esas personas.

Pérdida de peso
Algunas personas sufren una pérdida de apetito y pierden peso, posiblemente ocasionado por un aumento en la actividad de la glándula tiroides, la cual quema rápidamente las calorías consumidas.

Anorexia y bulimia
Estos dos desórdenes del apetito también suelen estar presentes en las épocas de estrés.

Dolor

Los investigadores están intentando encontrar la relación entre el dolor y las emociones, aunque todo depende de la personalidad, el miedo al dolor, y la hipocondría.

Dolores musculares y articulares
El dolor crónico causado por la artritis y otras afecciones reumáticas puede intensificarse por el estrés, aunque una excepción a esto sería la artritis reumatoide. El aspecto psicológico también juega un papel significativo en la severidad del dolor. Si estos trastornos aparecen en un trabajador que está descontento con su trabajo y ha tenido episodios de depresión, el dolor siempre se agudiza.

Dolores de cabeza

Los episodios de jaquecas o hemicráneas están muy asociados con el estrés, e incluso en ocasiones el dolor de cabeza empieza después de acontecimientos que han causado estrés. Los investigadores sugieren que las víctimas de dolor de cabeza ocasionado por el estrés puedan tener alguna predisposición biológica que traduzca la tensión a esa zona.

Trastornos sexuales

Impulso sexual

El deseo sexual puede estar disminuido y existir una incapacidad para lograr el orgasmo en las mujeres, así como impotencia temporal en los hombres. Esto se debe a que hay un aumento en la descarga de ciertos elementos químicos que estrechan los músculos lisos del pene y sus arterias. Este encogimiento reduce el flujo de la sangre en el pene, enviándolo a otras zonas corporales.

Síndrome premenstrual

Algunos estudios indican que la respuesta al estrés de las mujeres con síndrome premenstrual puede ser más intensa.

Fertilidad

También suele estar afectada la fertilidad, pues puede haber una disminución de las hormonas reproductoras segregadas por la hipófisis. Los niveles de cortisol muy elevados pueden incluso provocar amenorrea o hipomenorrea.

Embarazo

Los viejas creencias de que las emociones de una mujer embarazada afectan al bebé, pueden tener algo de cierto. Se ha unido el estrés durante el embarazo con un 50% de riesgo mayor para el aborto. También está asociado con menor peso en el recién nacido y una incidencia aumentada de nacimientos prematuros e incluso de mortalidad infantil. También es posible que la tensión experimentada por las futuras madres pueda influir en el desarrollo cerebral del bebé y su sistema nervioso. La tensión puede causar alteraciones fisiológicas, como un aumento de la hormona suprarrenal o una disminución del flujo sanguíneo hacia la placenta.

Desarrollo cognitivo

Memoria, concentración, y aprendizaje
El estrés tiene efectos significativos en el cerebro, particularmente en la memoria. La víctima de esta enfermedad sufre pérdida de concentración en el trabajo, e incluso acusa un aumento de las enfermedades laborales. En los niños, puede quedar disminuida la capacidad para el aprendizaje, mientras que en los adultos este mal es aún mayor.

Los estudios indican que el efecto inmediato del estrés daña la memoria a corto plazo, la memoria particularmente verbal, nuevamente relacionada con el aumento del cortisol y su acción sobre el hipocampo. Así, el estrés momentáneo pueda afectar a la memoria, pero esta consecuencia suele ser reversible y, además, de corta duración. Sin embargo, el estrés repetido y continuado puede atrofiar ciertas neuronas que se encuentran en una región -la denominada CA3- del hipocampo. Imágenes obtenidas con resonancia magnética de personas que han sufrido enfermedades asociadas al estrés, como depresión, o estrés postraumático lo testifican.

Aunque no está claro si este deterioro es reversible o momentáneo, los estudios en ratas han demostrado que el estrés crónico acelera el proceso de envejecimiento debido a que el exceso de glucocorticoides en el cerebro acaba intoxicando al hipocampo y causando daños en las neuronas.

Otras alteraciones

Insomnio
El estrés suele ocasionar frecuentemente insomnio o despertarse a media noche o de madrugada.

Alergias
La investigación sugiere que el estrés, más incluso que la contaminación interior, puede ser causa de alergia y eccema, así como de dolores de cabeza y problemas en los senos nasales en los trabajadores de oficina.

Asma
El aparato respiratorio también se puede ver afectado por el estrés, siendo la enfermedad más común el asma, que suele agravarse por contratiempos de tipo emocional. Los ataques de asma se caracterizan por respiración dificultosa, jadeos y sensación de asfixia.

Desórdenes de la piel
El estrés emocional suele causar o empeorar muchos trastornos de la piel, desde picores, cosquilleo, dolor, sarpullidos y granos. Puede haber también un aumento de la psoriasis, el acné, y el prurito inexplicable.

Pérdida de pelo
La alopecia areata (pérdida localizada) es una enfermedad de causa desconocida, pero el estrés es una de las probabilidades.

Efectos psicológicos

Los estudios sugieren que la incapacidad para adaptarse al estrés está asociada al inicio de una depresión o ansiedad. En un estudio, dos tercios de las personas que experimentaron una situación agotadora tenían casi seis veces el riesgo de desarrollar depresión dentro de ese mes. Ciertas evidencias sugieren que la secreción repetida de adrenalina produce hiperactividad en el eje hipotalámico-pituitario-suprarrenal e interrumpe los niveles normales de serotonina, el producto químico que es crítico para las sensaciones de bienestar. Por ello, es obvio que el estrés disminuye la calidad de vida reduciendo las sensaciones de placer.

Inquietud

Un examen reveló que los hombres que tenían una respuesta más intensa a las situaciones agotadoras, tales como esperar un autobús que se retrasa, o problemas en el trabajo, no solían demandar ayuda médica. Sin embargo, sí lo hacían quienes estaban sometidos a periodos prolongados de tensión, aunque fuera de baja intensidad.

Enfermedades directamente relacionadas

Cáncer

En dos estudios efectuados en pacientes con melanoma y cáncer de pulmón, las tasas de supervivencia mejoraron cuando se ofreció también terapia psicológica, siendo especialmente significativa la mejora cuando se aplica en los enfermos terminales. Por tanto, podemos llegar a la conclusión de que un paciente terminal, conectado a numerosos tubos y electrodos, tumbado las 24 horas del día en la sala aséptica de un hospital, es un pasajero rápido para la muerte.

Cardiopatías

El estrés mental es el principal detonante para la angina de pecho. Los incidentes de tensión aguda se han asociado a un riesgo mayor para padecer accidentes cardiacos serios, tales como arritmias (anormalidades del ritmo del corazón), infartos, e incluso la muerte en personas con cardiopatías.

El estrés activa el sistema nervioso autónomo y tal acción pueden afectar negativamente el corazón de varias maneras:

∘ La tensión repentina aumenta la acción de bombeo causando la constricción de las arterias, de tal modo que es posible un bloqueo del flujo de la sangre al corazón.
∘ Los efectos emocionales alteran el ritmo cardíaco y plantean un riesgo serio para las arritmias en personas predispuestas.
∘ La tensión genera sangre más pegajosa, aumentando la probabilidad de un coágulo de sangre arteria.
∘ La tensión puede aumentar la cantidad de grasa en sangre, elevando los niveles de colesterol, por lo menos temporalmente.
∘ En mujeres, la tensión crónica puede reducir los niveles de estrógenos, que son importantes para la salud cardiaca.
∘ Los acontecimientos agotadores pueden causar en hombres y mujeres que tienen niveles relativamente bajos de serotonina (y por lo tanto un riesgo mayor para la depresión o la cólera), que se produzcan más cantidad de ciertas proteínas del sistema inmune (llamadas *citoquinas*), que en altas cantidades causan inflamación y dañan a las células, incluyendo posiblemente las células del corazón.

◦ La evidencia reciente confirma la asociación entre el estrés y la hipertensión.

Hipertensión

La hipertensión es una de las alteraciones más comunes que agravan el estrés, y aunque no haya síntomas apreciables, puede dañar los riñones y llevar a un ataque de apoplejía.

Quienes experimentan regularmente aumentos repentinos en la presión arterial causada por estrés mental pueden, en un cierto plazo, desarrollar lesiones en la capa interna de los vasos sanguíneos. En un estudio se demostró, por ejemplo, que los hombres que periódicamente estaban sometidos a situaciones de estrés tenían dos veces más probabilidades de padecer ataques de hipertensión. Los efectos de la tensión en la presión arterial en mujeres estaban menos claros.

Otro estudio sobre personas que trabajan bajo condiciones intensas demostró que las cardiopatías y la hipertensión, atribuidas al estrés laboral, pueden ser debidas simplemente al esfuerzo del organismo para hacer frente el estrés. Este efecto, que en principio no parece perjudicial, se convierte en un peligro cuando la persona está inmersa en actos insanos, como dietas con alto grado en grasas saturadas, exceso de sal refinada, tabaco, abuso del alcohol, y una forma de vida sedentaria.

Sistema digestivo

Los problemas gastrointestinales relacionados con el cerebro y las emociones son bien conocidos, pues hay una fuerte dependencia con el sistema nervioso. De hecho, hay quien afirma que los intestinos tienen ciertas características de un cerebro primitivo. De ser así, a nadie debe sorprender que el estrés prolongado pueda interrumpir el proceso digestivo, irritando el colon y causando diarrea, estreñimiento, obstrucción e hinchazón. La producción excesiva de los ácidos digestivos en el estómago, con su efecto de ardor, podría ser otra de las consecuencias.

Colon irritable

El síndrome del colon irritable se relaciona fuertemente con el estrés. Bajo esta situación, el intestino grueso se irrita, y sus contracciones musculares son espásticas, más que relajantes. El abdomen hinchado se obstruye, alternando períodos de estreñimiento y diarrea, del mismo modo que las alteraciones del sueño debidas a la tensión pueden exacerbar más la patología.

Úlceras pépticas

Parece confirmado que la mayoría de las úlceras pépticas están causadas por bacterias o por el uso de medicamentos antiinflamatorios no esteroideos (tales como aspirina e ibuprofen.) Sin embargo, los estudios también sugieren que el estrés puede predisponer a generar úlceras o mantener las existentes. Algunos expertos estiman que los factores sociales y sicológicos desempeñan un cierto papel primordial en estas patologías, contribuyendo al 30% o 60% de los casos de úlcera péptica. En cualquier caso, algunos expertos creen que la relación entre el estrés y las úlceras es tan fuerte que la atención a los factores psicológicos debería ser primordial.

CAPÍTULO 4

ESTRÉS CRÓNICO

Además de los problemas de salud física que ya hemos mencionado, la persona estresada puede desembocar con el paso de los años en una situación mental más compleja que indudablemente requiere ayuda médica.

Causas de estrés intenso:

- **Encarcelamiento** prolongado.
En este caso lo asimilan peor quienes no eran plenamente conscientes de que podrían acabar así. Las personas que no siguen las leyes de manera habitual están preparadas para que algún día deban pagar por ello, y de ocurrir el encarcelamiento lo asimilarían relativamente bien.
- **Despido**.
También aquí influye mucho la edad y las posibilidades de volver a encontrar trabajo. Si el mercado laboral es abundante en ofertas de trabajo, el problema se encaja mejor que cuando se vislumbra poco menos que imposible.
- Disfunciones **sexuales**.
Afectan bastante más al hombre que a la mujer y suelen conducir a un callejón sin salida, ya que cada nuevo fracaso es una pérdida más de la esperanza de curarse. El estrés que genera el miedo al fracaso es una de las causas más frecuentes de impotencia.

- **Préstamo** bancario.

Suelen concederse a tan largo plazo que no lo podemos apartar de nuestra mente durante al menos diez años, especialmente si la situación económica es inestable. Afortunadamente siempre existe la posibilidad de dejar de pagarlo y con ello recuperar la tranquilidad, aunque para ello debamos dejar el bien adquirido con él.

De una manera más psicológica y sin tener en cuenta por tanto el factor físico, estos trastornos nos conducirían irremediablemente a una situación delicada de estrés:

- **Miedo**

Esta sensación es tan intensa que nos puede anular todos nuestros mecanismos defensivos e incluso paralizarnos. Pero el miedo no es solamente a una agresión física que pueda poner en peligro nuestra vida, sino el miedo a perder el trabajo, a que nuestros seres queridos mueran, a que Hacienda nos embargue nuestros bienes, o a quedarnos solos. Esta sensación angustiosa, si se prolonga demasiado, nos causará un daño corporal muy serio y comprometerá nuestra salud.

- **Rutina** o el **cambio**

Siendo dos circunstancias totalmente opuestas pueden provocar sensaciones iguales. La falta de estímulos nuevos, la sensación de que nuestra vida carece de alicientes y que continuará así durante los mejores años, nos puede llegar a producir un rechazo a nuestro "modus vivendi" y cada nueva jornada será llevada con hostilidad. Este efecto de rechazo se manifiesta también con frecuencia en los matrimonios de larga duración, especialmente cuando llega la denominada "crisis de los 40", edad en la que es frecuente plantearse cómo ha sido nuestra vida y cómo nos gustaría que fuera el resto, cuando aún tenemos tiempo para rectificar.

Y en el lado opuesto de la moneda tenemos al cambio, continuado o esporádico, el cual nos obliga a adaptarnos rápidamente a una nueva situación, rompiendo con otra que conocíamos perfectamente y a la que ya estábamos adaptados. Aunque con el paso de los días cualquier cambio es beneficioso para darnos nuevos alicientes, en las primeras semanas nos gustaría regresar a la situación cómoda que teníamos, a la cual estábamos perfectamente adaptados.

- **Tristeza**

Más que la tristeza en sí lo que produce mayor estrés es la falta de desahogo en algún hombro amigo. La imposibilidad de comunicar nuestros problemas o el reprimir el llanto, suelen provocar tarde o temprano enfermedades del alma. La muerte de un familiar cercano, especialmente el cónyuge o los hijos, la infidelidad de la pareja, el no sentirse querido o la ruina brusca económica, producen tal tristeza que acaban con frecuencia en la desazón.

- **Incertidumbre**

Tampoco es una casualidad que los adivinos y futurólogos sigan teniendo numerosos adeptos desde hace milenios y que las personas acudan a ellos, sea cual fuere su condición social o cultural. El deseo de saber qué nos deparará el mañana es un anhelo de toda la Humanidad, aun cuando nuestra vida actual no sea desagradable. Pero esta incógnita del mañana es especialmente estresante en estos casos: situación laboral incierta en la cual el despido está siempre en nuestra mente; enfermedad grave de un familiar cuyo final nadie es capaz de confirmar; temor a que un delincuente o terrorista que sabemos va detrás de nosotros pueda lograr su propósito; la supuesta infidelidad de nuestra pareja; o el no saber si, por fin, el clima mejorará la cosecha que con tanto esfuerzo hemos logrado.

- **Estrés en el trabajo**

La Asociación Americana de Psicología afirma que el 43% de los adultos sufren estrés, y que sólo en Gran Bretaña, por citar un ejemplo, el estrés profesional supone un gasto de entre un 5% y un 10% del Producto Interior Bruto. Sin embargo, y a pesar de estos datos, los especialistas insisten en que el estrés laboral recibe poca atención, y las empresas y las instituciones no invierten los suficientes recursos para llevar a cabo programas específicos destinados a combatirlo. Parece ya demostrado que el estrés ocupacional no sólo está aumentando su incidencia, sino que causa un gran absentismo, aunque muchas veces estas bajas se disfrazan con otros nombres.

El estrés profesional estalla ante una demanda excesiva de trabajo que suele acompañarse de cierta urgencia. Otros factores como la excesiva responsabilidad, los retos, la relación con el resto de los trabajadores, la falta de toma de decisiones, incluso la sensación de monotonía, los sentimientos de alienación o la escasa valoración del trabajo realizado por parte de los superiores y el horario, pueden desencadenar el estrés profesional. Sus consecuencias van desde los estados depresivos, ansiedad, irritabilidad, descenso de la autoestima, insomnio, hasta asma, hipertensión, úlceras, etcétera.

Efectos por la edad

Los niños criados por madres agresivas son generalmente una fuente de problemas, incluso más importante que la pobreza o hacinamiento. También aquellos que se sienten incapaces de comunicar sus sentimientos con precisión o de encontrar ayuda a sus problemas.

Las chicas suelen valorar demasiado las relaciones sentimentales, por lo que pueden caer en la depresión.

Los chicos, quedan más afectados por el cambio de escuela o la pobreza en sus casas.

Los ancianos que no saben relajarse son presa fácil para el estrés, especialmente si el deterioro les ocasiona pérdida manifiesta de sus habilidades. Los problemas de salud, la pérdida del cónyuge, y los cambios de residencia, son tan importantes como los asuntos financieros.

Del mismo modo, los jóvenes que tienen a su cargo personas mayores son especialmente vulnerables al estrés, más que nada por el disgusto que conlleva ver a un ser querido inválido. Las esposas experimentan mayor tensión cuando cuidan a sus maridos que viceversa. Estos problemas se agudizan cuando:

1. Se tienen bajos ingresos.
2. Se vive exclusivamente con el enfermo.
3. El paciente es muy dependiente.
4. Se tiene una relación afectiva difícil con el enfermo.
5. Teniendo una relación difícil con el paciente.

Individuos con mayor riesgo

1. Los adultos más jóvenes y las mujeres en general. En este caso, suelen ser frecuentes los casos de angina de pecho e infarto mayor que en los varones, aunque los varones son más vulnerables a los efectos adversos a largo plazo.
2. Las madres activas, independientemente de su estado civil, quizá porque tengan una carga más intensa, daño que involucra también al niño.
3. Los individuos más agresivos.
4. Estar divorciado o viudo/a.

5. Los desempleados.
6. Los individuos solitarios.
7. Las personas que son blancos de discriminación racial o sexual.
8. Aquellos sin seguro de enfermedad.
9. Las personas que viven en las ciudades.

Enfermedades que causan estrés

Cuando no pueda controlar su estrés, quizá se deba a que padece alguna de estas enfermedades:
Problema de tiroides
Hipocalcemia
Anemia
Diabetes
Enfermedad maníaco-depresiva
Enfermedad hepática
Disfunción renal
Deficiencia vitamínica
Deficiencia hormonal

El enojo
Ira 2
Las personas que son emocionalmente inestables, irritables, o tienen niveles de ansiedad altos, suelen experimentar episodios de estrés. Algunos expertos describen una respuesta negativa exagerada que convierte cada problema en una catástrofe. Una persona que se enfada con facilidad, que prolonga la situación y que no encuentra razones para el relajamiento, es alguien predispuesto a padecer enfermedades del corazón.

Los estudios han establecido una asociación entre mujeres que siempre encuentran motivo para estar enojadas, irritadas y hostiles, con el estrechamiento de las arterias, las alergias, y las enfermedades del corazón, así como con la obesidad. Se recomienda que, en lugar de descargar el enojo en alguien, se exterioricen los sentimientos con tranquilidad y relajamiento.

Factores de riesgo en el trabajo

Según un estudio, el 40% de los empleados describen su trabajo como estresante. La tensión relacionada con el trabajo suele volverse crónica, porque ocupa una gran parte de la vida diurna. Esto ocasiona falta de concentración, insomnio, y aumento en el riesgo para las enfermedades y los accidentes. La tensión en el trabajo puede llevar a la fatiga o violencia y con el tiempo a los problemas circulatorios, el aumento del colesterol y las cardiopatías.

El estrés en el trabajo aumenta por:
1. No teniendo ninguna participación en las decisiones que afectan a su responsabilidad.
2. Las exigencias tenaces e irracionales.
3. Falte de comunicación eficaz y métodos para resolver los conflictos entre obreros y patronos.
4. Falte de seguridad en el trabajo.
5. Jornada muy prolongada.
6. Tiempo excesivo fuera de casa y familia.
7. La política de la empresa y los conflictos entre empleados.
8. Sueldos no correspondientes con los niveles de responsabilidad.
9. Ausencia de minutos para relajarse

Síntomas generales

- Poca apetencia por las situaciones relajantes pasivas, como el cine, escuchar música o leer.
- En los ratos libres, necesidad de acudir a lugares muy bulliciosos y concurridos, como un estadio de fútbol, discotecas, reuniones multitudinarias, concentraciones políticas o asambleas de trabajo o vecinales.
- Morderse las uñas, mantener los dientes apretados, cruzar los brazos cuando hablamos, mover las piernas continuamente cuando estamos sentados o tener algún tic nervioso incontrolable.
- Necesidad de estar haciendo algo siempre. No poder estar sentado sin hacer nada, absolutamente nada.
- Tener siempre en las manos algo cuando hablamos, como un papel, un bolígrafo, un clip, etc.
- Tamborilear continuamente los dedos.
- Imposibilidad de conciliar el sueño rápidamente, sin esfuerzo. Decir que si no hace tal cosa (fumar, leer, ver la televisión) antes de acostarse, no puede dormir.
- Acidez estomacal, malas digestiones, gases intestinales, impotencia o frigidez, sarpullidos en la piel, enfermedades alérgicas, psoriasis o jaquecas.
- Hablar demasiado deprisa, sin escuchar los razonamientos del oponente.
- Comer pipas compulsivamente.
- No tener en absoluto sentido del humor.
- Ataques de ira o de llanto, alternando con euforia desproporcionada.
- Pérdida de la memoria que le obliga a llevar siempre una agenda personal.

CAPÍTULO 6

UNIÓN CUERPO-MENTE

El cerebro

El cerebro de los vertebrados es una parte del sistema nervioso central y se encuentra situado dentro del cráneo. Suele pesar 1,3 kg en los adultos y esta masa de tejido gris-rosáceo está compuesta por unos 10 billones de neuronas, conectadas unas con otras, responsables del control de todas las funciones mentales. No hay, por tanto, ninguna máquina inventada por el hombre que sea capaz de realizar tantas y tan complejas funciones en tan poco espacio de tiempo.

No obstante, su importancia, es la parte corporal más desconocida y, además, la más vulnerable. A pesar de que la naturaleza ha situado al cerebro protegido por una masa ósea dura llamada cráneo y que cuenta con una barrera que impide que lleguen tóxicos a través de la sangre, la facilidad que con la cual podemos alterar todas las funciones corporales mediante la manipulación de las funciones cerebrales es muy alta.

Además de las células nerviosas, el cerebro contiene, entre otros, vasos sanguíneos y órganos secretores, disponiendo de una capacidad hasta ahora desconocida para regenerarse. En el cerebro se controlan los movimientos y el sueño, además de existir un mecanismo autónomo que nos controla el hambre y la sed, sistema que es deficiente en los niños y los ancianos. En estos casos y en aquellos en los cuales hay patologías del

47

comportamiento o las costumbres, el reflejo de la supervivencia puede estar deteriorado aun cuando existan necesidades urgentes por cubrir, como es en el caso de la anorexia nerviosa o la inmolación voluntaria. Por eso las emociones humanas como el amor, el odio, el miedo, la ira, la alegría y la tristeza, que deberían estar controladas por el cerebro al menos para que no comprometan la vida, pueden quedar bloqueadas y degenerar una enfermedad.

Desde hace algunos años sabemos que existen dos hemisferios cerebrales, el izquierdo y el derecho, los cuales tienen autonomía propia y cada uno con funciones diferenciadas. Sería el equivalente a otras partes corporales que también tenemos por parejas, las cuales cumplen funciones similares y se pueden ayudar una a la otra, pero tienen capacidades sensitivas muy diferentes hasta el punto en que el desequilibrio de una zona altera el equilibrio de la otra y la excesiva actividad de un lado afectará a la actividad del otro.

El hemisferio izquierdo parece ser la parte más activa, quizá la más vital, y entre sus funciones demostradas pudiera estar la del lenguaje, en el sentido de codificar la información que le llega y transformarlas en sonidos que tengan un significado o utilidad.

El hemisferio derecho sería la parte intuitiva e instintiva, la que nos aproxima más a nuestra condición de animales o simplemente seres vivos. No trabaja con el razonamiento ni emplea el aprendizaje memorístico como forma de adaptarse, pues su instinto debe ser suficiente para resolver todos los problemas. Pudiera ser, por tanto, que mientras que el hemisferio izquierdo está más desarrollado en las personas con aptitudes para las matemáticas y ciencias exactas, el derecho sería la parte más activa en los artistas, los filósofos y los que se adaptan mejor a la naturaleza.

La cuestión más controvertida está centrada en si normalmente utilizamos ambos hemisferios de manera simultánea o esto requiere entrenamiento o la ayuda de alguna máquina. Por lo que ya se ha podido averiguar, cuando un hemisferio está trabajando el otro se encuentra parcialmente bloqueado, siendo muy difícil que ambos puedan ejercer al mismo tiempo dado que, en principio, tienen propiedades y aptitudes diferentes. Pero, ¿qué ocurriría si lográsemos utilizar de manera simultánea ambos hemisferios? ¿Los grandes genios de la humanidad pudieran ser personas que de manera consciente o inconsciente han conseguido trabajar ambas zonas al unísono?

Esta facultad se denomina como hipersincronía y parece ser que ni los grandes inventores, ni mucho menos los grandes físicos y matemáticos, son personas que hayan conseguido entrar en este estado de la mente tan potente. Esta facultad parece estar reservada a los grandes pensadores, filósofos y divulgadores de religiones o misticismos. Según dicen, aunque ahora ya es imposible demostrarlo, Jesucristo, Mahoma o Buda y quizá el Dalai Lama, son algunos de los privilegiados que lograron entran en este estado unificado de la mente.

Existen, afortunadamente, ciertos mecanismos reflejos, totalmente autónomos, que funcionan casi siempre a la perfección, como por ejemplo:

1.   Caerse al suelo desmayados cuando hay una bajada brusca de la tensión arterial que impide el adecuado suministro de oxígeno. El cerebro bloquea todo el sistema muscular para que la persona caiga y la sangre llegue con mayor facilidad a todos los rincones. Por eso nunca es conveniente levantar a una persona desmayada por una lipotimia.

2.   Si alguien trata de golpearnos en los genitales o en la cabeza, existe igualmente un mecanismo de defensa reflejo que nos hace protegernos con las manos. Este mecanismo puede ser utilizado por las artes marciales y potenciarse de manera mucho más eficaz, pues la repetición de un movimiento cientos de veces origina una nueva memoria refleja.

3.   Tratar de agarrarnos a algo sólido cuando presentimos que nos caemos, tal y como se comprueba en los recién nacidos, es otro de los sistemas autónomos de supervivencia. En el mismo sentido funciona el reflejo prensil, tan eficaz en los niños pequeños y tan sólido.

4.   El reflejo natural de la lactancia, así como ponernos instantáneamente la mano en la zona dolorida cuando hemos sido golpeados, lo mismo que retirar bruscamente el cuerpo cuando notamos dolor por una quemadura, son otros de los muchos sistemas reflejos que nos garantizan la supervivencia.

NERVIOSISMO Y ESTRÉS

"Tendremos el destino que nos hayamos merecido"
Albert Einstein

Estos dos síntomas se suelen confundir con frecuencia, aunque se trata de patologías diferentes, pues el estrés es una situación de sobrecarga emocional y física que puede cursar también con alteración nerviosa, mientras que el nerviosismo no tiene porqué necesariamente que darse en una persona sobrecargada de preocupaciones y trabajo.

Con frecuencia la persona nerviosa se gesta en la infancia, especialmente por su entorno familiar. Unos padres que den poco cariño, poca protección y que al mismo tiempo le exijan un pleno rendimiento escolar, le provocarán un desequilibrio entre su mente y su alma, lo que indudablemente le conducirá a alteraciones físicas. Estos niños, sometidos a un esfuerzo mental intenso en el colegio, en el cual tienen que aprender una gran cantidad de materias al mismo tiempo y en un plazo pequeño, si no encuentran una compensación afectiva cuando están en sus hogares desarrollarán más el intelecto que su cuerpo y serán posteriormente clientes de psicólogos y pedagogos.

Más frecuentemente nos encontramos con trastornos de la afectividad, aquellos en los que el síntoma predominante es una alteración del estado de ánimo. El más típico, la depresión, se caracteriza por la tristeza, el sentimiento de culpa, la desesperanza y la sensación de inutilidad personal. Su opuesta, la manía, se caracteriza por un ánimo exaltado, expansivo, megalomaníaco y también cambiante e irritable, que se alterna casi siempre con el estado depresivo.

Estoy nervioso

Una persona nerviosa es alguien que ha perdido en cierta medida el control de sus nervios, de sus impresiones y hasta de su comportamiento. Su cuerpo parece que está desequilibrado, no realiza las funciones lógicas y por muchos esfuerzos mentales que se hagan parece no obedecer con la precisión que es habitual. Al mismo tiempo, los pensamientos son desordenados y cualquier intento de llevarlos al buen redil está condenado al fracaso.

Todo este estado de desequilibrio lleva a la persona nerviosa a tener un deterioro de sus cualidades intelectuales, pierde la memoria, no se puede concentrar, sus manos están temblorosas,

51

se vuelve irritable y la vana pretensión de recuperar su equilibrio le conduce a un nuevo y desesperado fracaso.

Cuanto viven les influye, son sensibles a los problemas cotidianos que antes asimilaban con facilidad, y se vuelven tan impresionables que parece que han perdido el valor. Su sensibilidad está a flor de piel, les molesta el ruido, se vuelven hipocondríacos, no soportan a las personas y se refugian con facilidad en el alcohol (beben para olvidar), el tabaco (dicen que les calma los nervios), y cogen hábitos compulsivos como mascar chicle, comer pipas o tener en sus manos bolas o cualquier otro artilugio. Como obviamente todo esto no les corrige su mal se desesperan cada vez más, pierden la confianza en sí mismos, no intentan nada nuevo por miedo a realizarlo mal, y pueden terminar con facilidad en un estado depresivo muy difícil de curar. Si llegan a ello el problema mayor es la gran agresividad que manifiestan, lo que les hace tan insociables que dificulta enormemente la posibilidad de ayudarles.

Razonamientos de una persona nerviosa

La mayoría de las personas que se consideran "nerviosas" reconocen que lo son y que les gustaría corregirse; sin embargo, encuentran tantas justificaciones a sus alteraciones, tantos culpables, que se resignan a su desgracia y no encuentran caminos para la estabilidad.

La patología del "nervioso" y sus justificaciones para serlo no son nuevas y una simple conversación con cualquiera de ellos será una copia exacta de otra que podamos tener con cualquiera afectado del mismo síndrome. Son tan iguales que los psicólogos establecen enseguida su diagnóstico certero con ellos. Lean sus frases más habituales y si alguien se identifica con al menos un 50% de ellas, es que han entrado a formar parte de esa legión de incondicionales del nerviosismo.

- "Me gustaría llevarme bien con esa persona, pero es que me pone nervioso".
- "No consigo concentrarme en mi trabajo".
- "Es que mis nervios me traicionan".
- "Cuando alguien me contradice pierdo los nervios y luego me arrepiento".
- "No sé qué camino tomar y esto me altera".
- "Sé que es difícil convivir conmigo a causa de mis nervios, pero no puedo evitarlo".
- "No logro integrarme en un grupo de personas porque me pongo nervioso".
- "No soporto el ruido".
- "Mi trabajo me tiene estresado".
- "Lo que necesito es evadirme de mis problemas, aislarme de la gente que me incordia".
- "No encuentro paz interior".
- "Estoy tan nervioso siempre que luego me faltan fuerzas para mi trabajo".

Y mil ejemplos más.

Mientras que en otras alteraciones o problemas del carácter la persona afectada se siente enferma y admite que necesita ayuda médica, la persona "nerviosa" siempre encuentra un culpable, sea compañero, familiar, trabajo o entorno. Es como cuando tenemos una infección y echamos la culpa a la bacteria que nos está molestando y nunca a nosotros mismos que le hemos dado la oportunidad de desarrollarse en nuestro interior. Sin embargo, detrás de muchas personas consideradas nerviosas hay

53

enfermedades perfectamente definidas y que deberían ser tratadas adecuadamente por un profesional, evitando así que bajo el epígrafe de "nervios" permanezcan sin solución trastornos mucho más serios.

Cuando se pierden los nervios

"La desgracia siempre termina por amainar, pues los vientos no siempre soplan del mismo lado y con igual fuerza"
Eurípides

Muchas personas, cuando experimentan los síntomas físicos del estrés, por ejemplo durante un debate ante opositores agresivos, creen que están perdiendo los nervios. Dentro de esta creencia, están refiriéndose probablemente a un desorden mental severo conocido como esquizofrenia, aunque dista mucho de ser así. La esquizofrenia es un gran desorden caracterizado por síntomas severos, como pensamientos desarticulados, palabras fuera de contexto, lenguaje difícil de entender, engaños o creencias de que las personas están predispuestas contra él en su totalidad. Nada que ver con una persona estresada.
Sin embargo, los ataques de pánico originados por un estrés intenso y continuado generalmente empiezan muy gradualmente y no de repente, pues las ideas ya estaban en la mente horas antes, justo en el momento de comenzar la confrontación. Cuando esto ocurre, las personas creen percibir una hostilidad hacia ellos en el o los opositores, motivo por el cual nada de lo que habían preparado saldrá adecuadamente y pueden reaccionar con violencia verbal. Estas personas, paradójicamente, mostrarán un carácter sereno y frecuentemente jovial horas y hasta minutos antes, e incluso se sabrán de memoria lo que van a decir y hasta tendrán respuestas ingeniosas preparadas.

Indudablemente esta es una buena posición de partida para no entrar en un ataque de pánico.

Sin llegar a una pérdida total del control mental, cuando el esfuerzo por mantenerse sereno fracasa, comenzará una sucesión de frases sin sentido, dedicándose a gritar o avergonzarse. Alternativamente, su angustia es tal que esperan algo así como una "sentencia inminente" por parte del interlocutor. Si ello ocurre, en ese momento la incertidumbre se despeja y sienten un gran alivio, incluso aunque lo que escuchen sea negativo.

No obstante, cuando la preparación anterior para controlar sus nervios ha sido la adecuada, sabrán cómo controlar esos sentimientos que llegan y durante el ataque de ansiedad el cuerpo entero estará preparado para la acción, pues existe un deseo aplastante de salir airoso. Cuando se pierden los nervios la agresividad fluye incontroladamente, ya que es el único modo de evitar entrar en un ataque de pánico por perder el control de la situación, y aunque las contestaciones durante la conversación le hagan sentirse algo desconcertado, si guarda la serenidad podrá pensar con normalidad.

Derrumbamiento nervioso

Las personas se asustan mucho sobre lo que podría pasar como resultado de entrar en un derrumbamiento involuntario de las emociones, quizá debido a la creencia de que sus nervios podrían agotarse y como consecuencia derrumbarse. Pero esta situación se produce principalmente a través de la actividad en el sistema nervioso simpático que es neutralizado por el parasimpático. Este es, en cierto sentido, un resguardo para protegerle contra la posibilidad de que el sistema nervioso simpático pueda volverse incontrolado.

Lo peor de que esto ocurra es que un individuo podría entrar en una saturación del sistema nervioso simpático que detendría su actividad y la persona podría quedarse "con la mente en blanco" o, incluso, desmayarse. Esto último no es sumamente raro, lo mismo que el perder el control de los esfínteres, pues la descarga de adrenalina es tan intensa que nuestro cerebro parece incapaz de controlar la situación.

La sobrecarga

El problema que se puede dar con un exceso de información y de actividad intelectual es la aparición del estrés, lo cual aunque en principio no tiene porqué ser perjudicial, con el paso de los días puede deteriorar nuestra capacidad de enfrentarnos al reto diario. Una sobrecarga en nuestra capacidad de asimilación mental bloquea todo el sistema cerebral y puede hacer que disminuya el rendimiento laboral de manera drástica. Cuando esto ocurre, la persona afectada considera que es por poca dedicación y se enfrasca en más estudio y más horas de trabajo, lo que le llevará con seguridad a un bloqueo total en su capacidad. Reduciendo el estrés a unos niveles tolerables mejorará la capacidad de aprendizaje y con ello el rendimiento laboral. No estar tenso, pero preparado; sin pensar, pero sin soñar; no fijo sino flexible; es estar plena y apaciblemente vivo, atento y alerta, preparado para lo que venga.

Hay una poderosa tendencia en la mayoría de nosotros de vernos como instrumentos en las manos de otros y, de esta manera, liberarnos de la responsabilidad de actos que son provocados por nuestras propias inclinaciones e impulsos. Tanto el fuerte como el débil se aferran a esta justificación. El último esconde su malevolencia bajo la virtud de la obediencia. El fuerte, también

56

se excusa proclamándose el instrumento elegido por un poder superior, sea Dios, la historia, los admiradores, nación o Humanidad.

De manera similar, tenemos más fe en lo que imitamos que en lo que creamos, y la mayoría de las personas no pueden encontrar una sensación de absoluta certeza de algo que tiene sus raíces en ellos mismos. Esta sensación de inseguridad proviene de llegar a conclusiones y posturas en soledad y no estamos solos cuando imitamos. Esto es así en la mayoría de nosotros; somos lo que los demás dicen que somos. Nos conocemos principalmente de oídas.

El hecho de que persigamos algo apasionadamente no siempre significa que lo queramos realmente o que tengamos especiales aptitudes para lograrlo. A menudo, el objeto que perseguimos más apasionadamente no es sino un sustituto de aquello que realmente deseamos y no podemos tener. Es fácil predecir que el logro de un deseo excesivamente anhelado no va a calmar nuestra acuciante ansiedad. En toda persecución apasionada, la persecución en sí cuenta más que el objeto perseguido.

CAPÍTULO 7

PAUTAS GENERALES PARA SOLUCIONAR EL ESTRÉS

"Hay que tener el valor para cambiar las cosas que se pueden cambiar, la serenidad para aceptar las cosas que no se pueden cambiar, y la sabiduría para saber la diferencia."
Reinhold Niebuhr

Soluciones generales contra el estrés

Introduzca menos cambios en su vida.
Reduzca sus obligaciones sociales. Haga vida familiar, hogareña.
Reduzca, si puede, las obligaciones en el trabajo o escuela.
Postergue los cambios previstos.
Diga que "no" con mayor frecuencia.
Elimine alimentos considerados insanos.
Reduzca el número de toxinas medio-ambientales o apártese de ellas.
Tome un complejo vitamínico.
Estabilice su nivel de azúcar sanguíneo.
Coma más verduras.
Ejercicio: De veinte minutos a sesenta, tres veces por semana.
Consuma pocos estimulantes.
No utilice calmantes, aunque se los recomiende el médico.
Lea libros relajantes.

Realice manualidades o bricolaje.
Escuche música suave o toque algún instrumento.
Baile.
Practique Yoga o Tai-chi.
Intente la autohipnosis.
Consulte las religiones y la filosofía ancestral.
Establezca un horario fijo para dormir.
Evite los cambios de horarios o trabajos que requieran frecuentes cambios.
Use fluorescentes de "luz día".
Hágase un chequeo para descartar posibles enfermedades ocultas.
Obtenga ayuda para la relajación y apoyo psicológico.
Sea cliente habitual de los herbolarios.

Estas son algunas pautas generales:

Dieta saludable
Las carnes en general aumentan al estrés, mientras que la dieta vegetariana lo reduce. Estarán prohibidos el alcohol en cualquier dosis, el tabaco y las drogas estimulantes.

Mantenga sus niveles de azúcar y sodio estables
No se crea esas campañas para dejar de consumir azúcar y sal, pues no son enemigos de la salud. Sin embargo, le recomendamos encarecidamente que utilice azúcares naturales como la fructosa, la miel, el azúcar moreno o la melaza, así como sal marina sin refinar que encontrará en los herbolarios.

También puede tomar azúcar mediante los carbohidratos complejos como los cereales, arroz, sémola, pan integral y patatas. Estos alimentos, compuestos de moléculas de azúcar de enlaces fuertes, ocasionan que el azúcar se libere paulatinamente.

Coma más verduras
La producción cerebral de serotonina es muy sensible a la dieta y está influida por el aminoácido triptófano. Este aminoácido abunda en los huevos, la leche y los cereales integrales, siendo la razón por la cual un vaso de leche caliente o un yogur ayudan a dormir.

Para un buen metabolismo del triptófano necesitamos que nuestro organismo tenga los niveles adecuados de vitamina B6 y de Magnesio.

Ejercicio
Los deportistas de actividades no competitivas padecen menos enfermedades que los sedentarios. Además, con el ejercicio físico moderado el corazón, músculos y sistema endocrino, soportan mejor las situaciones adversas cotidianas. Es importante señalar que entre los ejercicios más recomendables están los estiramientos y el Tai-chi, además del Yoga y el senderismo.

Técnicas cognoscitivo-conductuales
1.   Son un buen método para reducir la tensión. Ello incluye identificar las fuentes de tensión, reestructurando las prioridades, cambiando nuestra respuesta habitual, y buscando alternativas filosóficas para los problemas sin solución.
2.   Considere estas opciones:
- Busque lugares placenteros los fines de semana.
- Si la fuente de tensión está en casa, intente alejarse de ella una hora o dos por semana.

- Reemplace los quehaceres que le consumen mucho tiempo por otros agradables. Es mejor dejar la casa sucia y ver un buen programa de televisión, que obsesionarse con la limpieza de un suelo que no nos dará un beso cuando lo tengamos limpio.
- Dedique un tiempo mínimo al día para el relax. Parece imposible, pero piense en la cantidad de tiempo que dedica diariamente en cosas que no son vitales para su salud.
- Discuta los sentimientos, pero emplee la empatía para escuchar con atención. Nunca exprese con furia el enojo o la frustración, pues solamente encontrará hostilidad y eso no le ayudará a resolver sus conflictos.
- No abrume a sus amigos y familiares con sus problemas; ellos también tienen los suyos y quieren ser escuchados.

La meta primaria es conseguir averiguar cuáles son las necesidades básicas de cada individuo, buscando los momentos más positivos de su vida para incidir en ellos. En lugar de tratar de solucionar los problemas, se intenta potenciar los aspectos positivos de la vida. En ocasiones, basta con escribir un poema, cantar al compás de la música preferida o soñar en cómo de agradable será nuestra vida en un futuro.

Siempre hay que pensar que lo próximo será mejor, pues de ese modo enfocamos nuestros esfuerzos en lo venidero, evitando insistir en mencionar lo negativo. Cualquier vida, por horrorosa que nos parezca, tiene siempre lados buenos.

Intentar ser optimista

"Vale más una sonrisa que mil lamentos"
Charles Lamb

Mantener las apariencias es una forma estresante de rechazo que realmente puede hacernos físicamente o mentalmente enfermar. Las apariencias son importantes, pero su papel no tiene nada que ver con la aceptación de otros. Cuanto más exprese su optimismo, mejores serán sus oportunidades para el éxito, pues se trata de una herramienta importante para clarificar y lograr las metas de su vida. Solemos atraer hacia nosotros mismos lo que esperamos, tanto si se hace consciente o subconscientemente, si es bueno o malo.

Hay gente que dice que ese optimismo produce falsas esperanzas, pero, de hecho, lo que hace es obligarnos a que aprovechemos todo el potencial que tenemos. El propósito del optimismo es mostrarnos que las posibilidades mayores existen y están a nuestro alcance. Si nuestra aptitud mental es en este sentido, probablemente las ideas, planes, o proyectos que se empezaron hace años muestren señales de progreso y esto aumentará el optimismo considerablemente y mantendrá una nueva base para la acción. Hay que apuntar alto y poner los esfuerzos en ello.

Ante todo, hay que tratar de ser feliz

Ponga su felicidad primero en sus metas y dé los pasos necesarios para hacer lo que quiere. Tenga presente sus deseos firmemente cuando haga nuevos descubrimientos sobre eso que realmente necesita, estando preparado para realizar algunos cambios drásticos y concentrarse en lo que desea. Procure que su atención no se esparza, pues de ser así será incapaz de utilizar su potencial.

Estamos viviendo en un mundo que está habituado con la miseria y el sufrimiento, por lo que puede preguntarse si buscar alegría es apropiado o realista en estos días y posiblemente sienta algún complejo de culpabilidad. No se preocupe y deje fluir sus sentimientos, pues ellos le dirán que tratar de ser felices es una de las misiones del ser humano, salvo que se crea eso de que estamos en un "valle de lágrimas".

Tiene que saber diferenciar entre mejorar su propia existencia y tener sentimiento de culpa por ello. Si existe sensación de culpa no podrá mejorar ni ayudar a nadie, aunque esto no le debe llevar a ser insensible a los problemas de los demás. Los acontecimientos próximos realmente le mostrarán que ese sentimiento de culpa es el mayor obstáculo en su demanda para la felicidad y el potencial intelectual. La única manera de quitarlo de su vida es dejar de hacer juicios sobre lo que correcto y malo. No crea que quien acepta su destino triste es mejor persona, ni tampoco lo son quienes se sacrifican siempre por el bienestar de los demás. Detrás de muchas de estas conductas aparentemente altruistas se esconde el deseo de ser reconocido, la imperiosa necesidad de que las personas le otorguemos la aureola de santidad. Desarrolle, pues, una correcta actitud como ser humano honesto, honrado, pacífico y trabajador. Si, además, tiene sentimientos compasivos para el sufrimiento humano y se dedica a ayudar al necesitado, su autosatisfacción ganará muchos puntos.

No todo es lucha

"Quien no ha afrontado nunca la adversidad no conoce su verdadera fuerza"
Ben Jonson

La vida no consiste solamente en luchar hoy para disfrutar mañana, pues muchas de las cosas vienen por sí solas simplemente tomándose el tiempo necesario para observar un problema. Acepte todo lo referente al asunto que le preocupa y revise cada aspecto de ello y reestructúrelo de alguna manera. Posiblemente su situación no haya cambiado todavía, pero puede mejorar así su apariencia y verla de un modo menos engañoso. Cualquier cosa parece ser lo que vemos, pero el fondo suele ser profundo, pues no sólo existe lo que está en la superficie. Entonces, las soluciones efectuadas serán obvias, en ningún modo subjetivas, y el problema entero puede resultar ser una bendición comparado con la lucha que tendría que realizar para solucionarlo si estuviera condicionado.

Pensamientos positivos

El poder del pensamiento positivo es inmensamente productivo, así como el poder del pensamiento negativo es tremendamente destructivo. Cuando alimentamos la mente con pensamientos positivos estamos movilizando sus energías y capacidades, aunque ello no le librará de muchas horas de intranquilidad y miedo. El fracaso existe y nos acecha con más frecuencia que el éxito, pero ello no nos debe impedir intentarlo de nuevo tantas veces como sea necesario.

El pensamiento positivo crea energía mental, mientras que la comida saludable, el agua de manantial, y el ejercicio regular y placentero, crean energía física. La meditación y la relajación, así como la creencia en algo más de lo que vemos, nos proporciona la energía espiritual. Parece simple porque es simple. Si comemos alimentos saludables tendremos ciertamente más energía física que si no lo hacemos, y si nos movemos regularmente, ayudaremos a nuestro cuerpo para movilizar la energía disponible. Cuando potenciamos la mente y tratamos de llegar al subconsciente, nos libraremos de las energías y tensiones negativas. Si meditamos o rezamos, comprenderemos parte de los secretos de la existencia y conseguiremos vivir ahora más feliz, pues sabemos que el futuro siempre será mejor.

Para proporcionar ayuda a la mente hay que seguir estas reglas:

1. No tomar drogas, medicamentos, alcohol, o fumar
2. No consumir alimentos muy refinados, o comidas ricas en grasas saturadas
3. Apartar de la mente los pensamientos y acciones negativas
4. No recrearse en las heridas; posiblemente le volverán a sangrar
5. No realizar reproches al prójimo
6. Evitar culpabilizar a los demás de los problemas de nuestra vida
7. Dedicar menos tiempo a saber cómo vive el vecino
8. No delegar la autoestima en los demás
9. Nunca hay que resignarse al infortunio
10. Pensar globalmente en la vida de modo positivo
11. Ser creativo en todos los aspectos de la vida
12. Estar convencido de que el mañana siempre será mejor
13. No dejarse guiar por las modas
14. No creerse las noticias de la prensa tal y como se muestran
15. Es importante el ejercicio moderado, la meditación y, frecuentemente, la oración
16. Hay que visualizar el éxito y la vida tal y como se desea
17. Ser diferente, creativo.

Tenga una mejor opinión de la vida

Si está deseoso de tomar conciencia para intentar encontrar ese "algo más" en su vida, debe tener en cuenta que uno de los aspectos más difíciles de desarrollar es la habilidad para abandonar el enfoque personal de la vida y lograr ponerse en contacto con la mayor gama posible de factores influyentes. Habitualmente las personas se ocupan principalmente en la ejecución de sus propias habilidades físicas, especialmente el aspecto corporal, y frecuentemente encuentran difícil concentrarse, incluso ver, en algo más allá que su visión habitual. Sin embargo, a medida que se acumulan años de experiencia en el entrenamiento mental, se va haciendo más fácil relajar el foco de atención y abrir la conciencia para abarcar nuevos y complejos factores que antes no lograba ver.

El desarrollo de las habilidades podría contemplarse a través de varias etapas distintas. Cada etapa es un nivel de habilidad que descubre aún más posibilidades, aunque no pueden ser fijadas mediante horas de estudio y no existe modo alguno de evaluar los progresos. No hay tampoco puntos o momentos de transición que indiquen el paso a un nuevo y mejor nivel, puesto que tampoco existe una diplomatura en poder mental.

No todo tiene solución

Cuando esté en el proceso de crear la vida que desea vivir, se despertará cada mañana de forma entusiasta. Navegue en este mar que se acaba de crear y aproveche las oportunidades que se le ofrezcan por el camino, sin dejar que una actitud negativa le haga ver monstruos en un mar en calma. No obstante, sepa que los problemas surgirán continuamente, pero debe dedicarles su porción justa de interés, tratando de no pensar en aquello que no tiene solución. No hurgue en sus heridas nunca, ni siquiera hable de ellas salvo que las pueda restaurar, pues debe tener en cuenta que no toda su vida la podrá construir a medida de sus deseos;

así que lo que no está a su gusto y es irremediable, adáptese a ello. No se preocupe por las cosas que ni siquiera han pasado y no llore antes de que le pongan la inyección, pues posiblemente nunca se la pongan o, si ocurre, sea indolora.

No siembre la discordia, busque la paz

Nunca aconseje a los demás la pelea, la confrontación, ni les impulse a ser intolerantes. Genere siempre la paz y los buenos sentimientos, incluso contra aquellos que aparentemente parecen más hostiles, pues la guerra solamente trae dolor.

Si se siente en medio de una situación conflictiva o es usted uno de los protagonistas, en lugar de tener sentimiento de culpa busque un buen consejo. Si hay cualquier sentimiento enfermo en la familia o con aquellos que usted considera como de la familia, intente entender todos los lados de la situación y promover paz dondequiera que pueda. A veces deben expresarse los reproches y enojos para comprender que el perdón es necesario. Cuando se encuentre en el papel de tener que resolver el problema, tenga en cuenta que no es su responsabilidad inmiscuirse en los asuntos de otras personas, especialmente conyugales, mucho menos para solucionarlos físicamente, y lo mejor que puede hacer es señalar las opciones y ideas para que sean ellos quienes puedan resolver sus asuntos.

Tampoco sea tan iluso de creer que todo el mundo tiene buenos sentimientos escondidos en su alma, pues las alimañas humanas existen por doquier y se aprovecharán de sus buenas intenciones para hacerle daño. Usted deberá aprender a percibir el odio de esas personas y si habla poco y escucha más, si observa en lugar de pedir que le observen, logrará que se le pongan los pelos de punta o la piel de gallina cuando se encuentre delante de una mala persona.

Y si a pesar de sus buenas intenciones encuentra hostilidad, debe ser consciente de que habrá reproches dondequiera que esté o alguien que le mostrará también odio. Personas buenas han existido siempre, pero si repasamos la historia veremos que sufrieron mucho por ello, en lugar de recoger aplausos y ayuda. Los grandes filósofos, los profetas y las personas de corazón benevolente terminaron sus días con gran dolor, en ocasiones muriendo asesinados por aquellos a quienes trataban de ayudar.

Aun así, ir por la vida mostrando odio en su cuerpo y mente no es buen sistema, pues le reconfortará comprobar que probablemente el odio que usted niega tener podría ser sustituido mucho más sensatamente a través del amor. En el futuro, el odio deberá desaparecer de su cuerpo y hará erupción como un sarampión que nunca más volverá. Todos nosotros tenemos mucho que aprender sobre la vida y la mayoría de esas lecciones las aprenderá lejos de cualquier aula, maestro, político, gurú, o predicador. No asuma que usted -o cualquier otro- tiene todas las respuestas. Hay una energía extrema empleada en el trabajo para demostrar e insistir que tenemos razón todo el tiempo, casi la misma que aquella cuando asumimos que estamos equivocados y necesitamos de otros para que nos digan lo que es correcto. La verdad requiere que se sienta y entienda, no que se asuma.

CAPÍTULO 8

LA RELAJACIÓN ANTIESTRÉS

"Acuérdate de conservar la mente serena en los acontecimientos graves"
Horacio

SOFROLOGÍA

Es la ciencia de relajación más nueva que existe, al menos entre las que no utilizan ningún elemento adicional que no sea la propia persona, aunque en muchas ocasiones es conveniente acudir a un profesional que nos realice las primeras sesiones.

La sofrología (del griego, *sano de mente*), parte de la idea de que el ser humano puede estar en el mundo de tres maneras conscientes: la normal, la patológica, y la extraordinaria o sofrológica. Todos podemos entrar en cada uno de esos estados de conciencia y pasar de uno a otro de manera voluntaria o accidental. Además, dentro de esos tres estados se encuentran la vigilia y el sueño que le darán una dimensión diferente. Existe un tercer nivel, a caballo entre los dos y denominado sofroliminal, que es el que pretende ser el motivo de esta ciencia de relajación.

Qué duda cabe que durante nuestra existencia cotidiana las circunstancias nos pueden hacer entrar en un estado de conciencia patológico, en el cual nuestras reacciones y sensaciones están desvirtuadas y no corresponden a lo que en

71

realidad son. Las presiones tan altas que conlleva la vida en las sociedades modernas, en la que solamente el hecho de lograr la comida diaria es un duro reto para todos, conducen con frecuencia a una distorsión de la realidad y, por tanto, a un comportamiento patológico.

La persona que quiera entrar dentro del mundo de la sofrología deberá aprender sus técnicas, de la misma manera que aprende a caminar, a realizar algún deporte o a ejercer un trabajo manual. Todo cuanto haga para relajarse deberá tener un sentido lógico, práctico en sí mismo, y aplicado exclusivamente para cada caso particular.

El profesional no se deberá limitar a aprender de memoria unos cuantos razonamientos o teorías sobre la sofrología, sino que tendrá que tener unos conocimientos muy profundos sobre el cuerpo humano, especialmente de la fisiología, el comportamiento y las enfermedades mentales. Ambos, profesional y paciente, deberán tener muy presente lo que es el autocontrol, esto es, la no-dependencia en un futuro de ayuda para solucionar nuestros propios problemas, y la capacidad de absorberlos por negativos que sean. Sería, por tanto, un método de relajación de efecto inmediato y aplicable en situaciones de emergencia emocional o física.

Fundamentos

La persona, ya sea por sí misma o con ayuda del terapeuta, debe realizar una autocrítica constructiva, no tanto para averiguar porqué ha llegado a esa situación de descontrol emocional (para eso están otras terapias más profundas), sino para buscar una compensación psicológica y física que le permita sobrellevar sin problemas esa anomalía.

Mediante esa crítica individual trataríamos de reconocer sin problemas qué es lo que motiva nuestra angustia y estrés, así como los trastornos físicos que ello nos provoca. Una vez analizado el mal pasaríamos a potenciar nuestras facultades físicas y psíquicas para, sin ocultar la realidad del problema, intentar fortalecer nuestro cuerpo y que sea capaz de encajar plenamente nuestra, llamémosla así, enfermedad. No se trataría, insisto, de ignorarla y ni siquiera de verla desde otro punto de vista, sino de asimilarla, como asimilamos nuestro sexo, nuestra edad o nuestra nacionalidad.

La persona bajo tratamiento de sofrología no es fácil que sucumba rápidamente a una recaída en su emotividad ante la menor contrariedad, ni debe acudir con urgencia al médico para que le escuche y le dé aliento o medicamentos. Su autocontrol y los métodos de relajación que ha aprendido serán suficientes para que no se desmorone y no tenga ninguna dependencia afectiva o química.

Basándose en los trabajos del doctor López Ibor sobre la hipnosis, las teorías zen y budistas, así como en la propia experiencia mística de los yoghis del Himalaya, los doctores Binswanger y Kierkegaard descubrieron que no solamente la mente puede influir enormemente sobre el cuerpo, sino que el mismo cuerpo puede modificar substancialmente el pensamiento e incluso conducirlo a un estado de placer y relajación.

De lo que se trata es de trabajar el consciente, aquello que percibimos con claridad y que sabemos con certeza que nos está influyendo negativamente en nuestra salud. Ya no se intenta sacar a relucir complejos escondidos ni traumas de la infancia, sino de lograr que nuestro cuerpo sea capaz de controlar los daños psíquicos y físicos que nuestros problemas cotidianos nos producen. Mediante la sofrología podemos influir positivamente sobre todas las áreas mentales, especialmente el consciente, y con su potenciación soportar las adversidades.

Inspirada sensiblemente en las terapias orientales, para la mayoría de las cuales el alma no existe, y su peculiar concepción de la energía o CHI, esta terapia elimina todo cuanto de místico y esotérico pueda existir en el tratamiento de la mente y se concentra en lo que vemos y sabemos.

La razón es el mejor caballo de batalla, y el aprendizaje lo que hace que cualquier persona pueda automedicarse en esta terapia, por decirlo de alguna manera. Si existe un problema no hay que enmascararlo, ni adornarlo con retóricas o explicaciones como se hace en el psicoanálisis, sino hablar de él con sencillez.

Muchos detractores hablan de la sofrología como un sencillo método de concentración mental, mientras que otros lo critican diciendo que en realidad lo que se pretende es poner en trance a las personas y pedirles que se imaginen que están controlando a voluntad cada parte de su cuerpo. También dicen que aunque con esta terapia se intenta que el cuerpo mejore a la mente, en realidad el mayor esfuerzo lo realiza la mente para conseguir la relajación del cuerpo, por lo que al final nos encontraríamos solamente con una especie de Yoga occidental.

Pero la sofrología no quiere que sus practicantes caigan en trance místico y ni siquiera que dejen la mente en blanco mientras se relajan, sino que tomen pleno conocimiento de su cuerpo para ayudar a su mente a que asimile los problemas emocionales que pudieran existir.

Relajados o alertas

Cuando un neófito en esta técnica observa una sesión de sofrología la primera impresión que recibe es que el paciente está semidormido, quizá ausente del entorno y en un estado de relajación profunda. Pero nada de esto es cierto, ya que lo que caracteriza esta técnica de otras similares es que tanto el cuerpo como la mente están en completa alerta. Aunque no se perciba desde el exterior, hay un intenso trabajo físico por parte del paciente.

La sofroterapia permite realizar sus técnicas durante el día, en cualquier lugar, con un estado de alerta mental y física plenamente eficaz, lo mismo que puede simular en ese mismo momento un estado similar al sueño, con un alejamiento mental absoluto del entorno, pero sin los inconvenientes del dormido, o sea, la falta de posibilidad para controlar la situación. Mientras que la persona profundamente dormida no controla sus pensamientos y es presa de ellos, sean buenos o malos, el sofronizado puede conseguir que su cuerpo tenga las mismas sensaciones que cuando duerme en cuanto a descanso muscular se refiere, pero manteniendo una alerta mental absoluta que le permitiría "volver a la realidad" cuando quisiera.

Este estado o nivel se denomina "nivel sofroliminal" y tiene todas las ventajas del sueño placentero y ninguno de sus inconvenientes. Su cuerpo, plenamente relajado, consigue un estado de descanso total que le permitiría recuperarse en pocos minutos de un trabajo físico intenso, mientras que la mente se ejercita y se potencia por este trabajo tan especial. Al mismo tiempo y mientras el cuerpo descansa profundamente, se aprovecha para potenciar la gran cantidad de habilidades y facultades que una persona tiene que ser capaz de desarrollar en su vida, como por ejemplo: sensaciones en sus cinco sentidos, percepción del tiempo y del espacio, sentimientos y emociones hacia las personas y cosas, memorización de los nuevos estímulos, recordatorio de lo ya aprendido, pensamiento y concentración en lo que hacemos y vamos a realizar, contemplación simple de lo que vemos, expresión adecuada del lenguaje, aprendizaje de nuevas materias, capacidad para comunicarse con las personas, control y expresión de los impulsos sexuales, conservación de la salud, imaginación para el futuro, afectividad y cariño, capacidad para superarse, racionalización de lo que ve y hace, voluntad para seguir viviendo y trabajando, moral y lucha por sus sentimientos místicos o religiosos, etc.

Más fuertes y más conscientes

Ya hemos explicado que la sofrología está muy alejada de cualquier técnica de relajación, lo mismo que lo está de las teorías místicas o religiosas que tratan de involucrar al hombre en destinos superiores al resto de las especies. Lo que se pretende con estas técnicas es simplemente estar más capacitados para responder a las demandas de la vida diaria, sean buenas o malas, nos gusten o no nos gusten. Para ello, es esencial tener conciencia de lo que vivimos y no tratar de huir de aquello que es inevitable. Las circunstancias que nos rodean son como son y debemos estar preparados y capacitados para absorberlas sin demora ni justificaciones.

No se pretende tampoco hacer una raza de superhombres, serenos y eficaces ante cualquier problema, ni tampoco hacer de una persona débil un valiente fortachón que no se atemoriza con nada y es capaz de responder con decisión en cualquier circunstancia. Quizá una buena explicación sería eliminar bloqueos corporales o mentales que nos impidan ser como en realidad somos, o como podríamos ser con un entrenamiento adecuado. Por ello tampoco podemos lograr aumentar supuestas facultades intelectuales escondidas o dormidas, ni tratar de solucionar todos los problemas que llevemos encima. La panacea y los milagros no tienen cabida en la sofrología.

Todo el mecanismo para relajarnos es muy sencillo, no tiene varias explicaciones, ni se puede considerar una técnica superior para personas inteligentes. Ello no implica que las primeras sesiones deban realizarse de manera autodidacta, sin el asesoramiento de un profesional, ya que no podemos olvidar que estamos influyendo y hasta manipulando las emociones de las personas, y una mala interpretación inicial puede provocar daños en personas ya de por sí psicológicamente necesitadas de ayuda.

Psicología o técnica

Quizá la primera vez que una persona acude a un sofrólogo espera encontrarse con un consejero psicológico, un psiquiatra o cuando menos un filósofo a quien podemos contar nuestros problemas más íntimos. No es esta la misión del profesional, aunque es posible y hasta razonable que antes de comenzar las terapias se entable un diálogo entre paciente y terapeuta, más que nada porque siempre existe una necesidad imperiosa por parte de la persona afectada de contar su problema, lo que en principio puede ser el inicio de la curación.

Pero inmediatamente el tratamiento irá por los caminos adecuados, que no son otros que el potenciar la conciencia para resolver de una manera indirecta el estado que nos causa daño. Por tanto, el terapeuta no tendrá que dominar necesariamente las bases de la psicología, al menos más allá de lo que necesita cualquier profesional de la salud, como tampoco deberá administrar ningún fármaco que supuestamente refuerce la terapia.

Algunos profesionales gustan de realizar ejercicios de sofronización que permitan hablar de experiencias negativas en el pasado, más que nada para que no sigan permaneciendo en el subconsciente haciendo daño. Ello permite que los problemas actuales puedan encararse igualmente con valentía, quizá porque son producto de errores en el pasado, y elaborar un plan de comportamiento cara al futuro, pero ahora aceptando ya lo inevitable y corrigiendo las alteraciones. En resumen, se trataría de pasar de la situación de conciencia normal a la sofrológica, pero ahora de manera consciente, reflexiva, relajada y plenamente despierto.

Como final del tratamiento, la persona deberá desligarse incluso de las terapias aprendidas, no utilizándolas cada vez que vuelva a tener un problema, ya que así entraría en un estado de dependencia psíquica y física que se pretende evitar. No se trata de cambiar un medicamento por la sofrología, sino de elevar los tonos físico y mental excesivamente contraídos, permitiendo un estado de relajación que nos permita afrontar los problemas diarios. Con el paso de los tiempos este entrenamiento habrá quedado grabado ya para siempre en nuestra memoria, y al igual que cualquier aprendizaje, saldrá instintivamente a la luz cuando las circunstancias lo requieran, sin necesidad de acudir de nuevo al sofrólogo.

Patologías a tratar

Esta sería una resumida lista de las enfermedades o aplicaciones en las cuales la sofrología puede constituir una terapia única:

• Como terapia conjunta en problemas psicológicos como estrés, depresiones, neurosis, problemas de adaptación social, anomalías del comportamiento y psicosis poco profundas.
• En la preparación al parto y durante éste.
• Para ayudar a respirar en las enfermedades bronquiales y asmáticas, así como en las alergias que influyen en el sistema respiratorio.

- En las taquicardias, cardiopatías, riesgo de infartos y la tensión arterial alta o descompensada.
- En todos los deportistas de elite para ayudarles a potenciar su organismo y mejorar su adaptación al sobresfuerzo. De especial interés es su utilidad en aquellas prácticas deportivas que implican un buen equilibrio del sistema nervioso, como pueden ser el tiro al blanco, el tiro con arco, la esgrima o la gimnasia rítmica. También se emplea en los deportes de contacto que necesitan un buen control psíquico, como las artes marciales.
- Para mejorar enfermedades en las cuales el componente emocional es decisivo, como es el caso de las úlceras gástricas, la obesidad, la psoriasis o las disfunciones tiroideas.
- También será de ayuda para mejorar anomalías sexuales como la frigidez, impotencia, vaginismo o eyaculación precoz.
- En las contracturas musculares, tortícolis o ciáticas.
- Como preparación a la anestesia o cuando se recomiende la anestesia local. También para aliviar las molestias postoperatorias.
- En los trabajos odontológicos molestos pero que no requieran anestesia local.

El procedimiento

Inicialmente necesitará a una persona que le vaya mencionando las frases que se citan a continuación, aunque cuando domine el sistema podrá entrar en un adecuado estado sofrológico en solitario.

1. Siéntese en una silla cómoda o en una cama con las manos descansando en su regazo o lateralmente.

2. Efectúe tres respiraciones profundas y lentas. Cada vez que inhale, visualice cómo se llenan sus pulmones de aire limpio, fresco.
3. Cuando exhale, debe eliminar todo tipo de tensión en sus pulmones.
4. Ahora mire fijamente una mancha en la pared o techo, respire profundamente y relájese.
5. Su cuerpo está relajándose, muy profundamente.
6. Sus ojos están poniéndose pesados y están cerrados.
7. Está entrando en un profundo estado de relajación muy agradable.
8. Su mente está alerta y consciente, y su cuerpo está relajándose, perfectamente. Usted se siente bien, saludable y absolutamente relajado.
9. Cada respiración profunda que tome le permite relajarse más y más profundamente.
10. Cada sonido que oye le permite relajarse más profundamente.
11. Nada lo perturba. Simplemente respire profundamente y relájese.
12. Permita que todos sus músculos se relajen cada vez que realice esa orden a su cuerpo.
13. Cada respiración que tome le hace relajarse más y cada sonido que oye le lleva a un sueño más profundo.
14. Su mente está alerta y consciente y su cuerpo está relajándose perfectamente. Ahora permita a sus párpados que estén pesados.
15. Deje sus ojos libres porque están muy cansados. Empiece a cerrar sus párpados sin fuerza; esto le permitirá relajarse más profundamente, más que nunca en su vida.
16. Está llegando a un sueño profundo y maravilloso.

17. Su mente está agudamente alerta y consciente, pero su cuerpo está perfectamente relajado.
18. Ahora imagínese que con sus ojos cerrados herméticamente puede ver fuera de un agujero imaginario en la frente.
19. Imagine que está saliendo fuera de ese agujero o ventana imaginaria y que puede ver una escena relajada y bonita alrededor.
20. Ahora piense en un cielo nocturno, o una escena de día hermosa con montañas y árboles, o un lago o la orilla del océano. O, puede estar imaginándose un cuarto cómodo o lugar muy silencioso.
21. Ahora cuente 3-2-1 muy lentamente. Con cada número efectúe una respiración profunda. Después exhale profundamente, e intente relajarse más profundamente. Sienta la tensión que deja sus pulmones.
22. Ahora está más profundamente y completamente relajado que antes, consciente y en paz.
23. Su cuerpo se siente totalmente relajado mientras que su mente está agudamente alerta, consciente y muy poderosa.
24. Usted puede lograr lo que quiera cuando ejecute su propio poder.
25. Dormirá mejor en sus horas de sueño y encontrará más energía cuando esté despierto.
26. Su vida está mejorando.
27. Se siente bien, consciente y completamente relajado.
28. Cuente de 1 a 5 y cuando diga 5, estará alerta y despierto, sintiéndose mejor que nunca en su vida.
29. Bien: uno, dos, tres, cuatro, cinco.
30. ¡Usted está despierto, alerta y sintiéndose mejor en todos los sentidos!

Ejercicios caseros de relajación profunda

Esta tabla de ejercicios los puede practicar cuando llegue a su casa después de una agotadora jornada laboral o cuando los problemas sean tan importantes que estén a punto de alterarle seriamente. El consejo es que sustituya siempre el consumo de medicamentos o alcohol, por estos ejercicios.

1. Túmbese en el suelo de espaldas sobre una alfombra. Ponga una almohada debajo de sus pies y un pequeño cojín en sus riñones, y quizá también le será necesario una almohada cervical en la nuca. Lo importante es que la postura sea tan cómoda que no desee levantarse durante bastante tiempo. Evite dormirse.
2. Cierre suavemente los ojos y trate de pensar en algún paisaje de película, pero no elija ningún lugar en el cual haya vivido experiencias anteriores, aunque sean placenteras. Lo importante es que su imaginación sea imparcial, no un recordatorio de épocas pasadas. Si tiene música ambiental procure que sea muy melódica.
3. Dicte continuadas órdenes a todo su cuerpo para que se relaje y para que no sienta absolutamente nada. No se olvide también de relajar su respiración, su mandíbula y sus párpados. Si está perfectamente relajado dejará de percibir su cuerpo, y su mente quizá abandone ese lugar y prefiera viajar.
4. Intente imaginarse que es capaz de levitar, que se está elevando del suelo y que se acerca al techo, sin esfuerzo.
5. Una vez que ha alcanzado la paz mental que necesitaba, es el momento de estirar todo su cuerpo. Primero contraiga fuertemente ambas manos y ciérrelas con fuerza. Después de unos segundos ábralas y trate de estirarlas con igual energía. Para final, relájelas y déjelas caer sin fuerza en la alfombra.

6. Haga lo mismo con sus pies, cerrándolos con fuerza y después abriéndolos. También tiene que tirar del empeine hacia arriba y posteriormente hacia delante. Relájelos después igual que hizo con las manos.

7. Recoja una rodilla y tráigala hacia el tórax. Después empuje la pierna hacia el frente, como si empujara una pared invisible. Relaje la pierna y cambie a la otra.

8. Haga lo mismo con los brazos, cerrándolos hacia el hombro y luego estirándolos con fuerza hacia el frente. Cambie de brazo y relaje profundamente ambos.

9. Con los brazos estirados a lo largo del cuerpo arquee la espalda hacia arriba y manténgase así unos segundos. Relájese después y deje esa zona como muerta, insensible.

10. Ahora tendrá que desplazarse cerca de una pared para apoyar los pies en ella. Déjelos así unos segundos para que la sangre de las pantorrillas descienda hacia su corazón.

11. Estire bien las piernas y ábralas en forma de uve, siempre apoyadas en la pared. Permanezca así al menos un minuto.

12. Finalmente, la incorporación debe hacerse paulatinamente. Primero apóyese en los antebrazos durante un minuto, después siéntese y ponga la cabeza en las rodillas, para levantarse poco a poco.

CAPÍTULO 9

LA GIMNASIA RELAJANTE

Para muchas personas tener que dedicar unas horas al día para acudir a un gimnasio donde poder relajarse y ponerse en forma es algo impensable, no tanto por el coste económico de ello, sino especialmente por la imposibilidad de encontrar el tiempo necesario para desplazarse, desvestirse, practicar, ducharse y retornar. Aun suponiendo que el gimnasio se encuentre próximo a su domicilio necesitará por lo menos un margen de dos horas, tiempo demasiado amplio para la mayoría de los trabajadores. Pero si lográsemos encontrar un tipo de gimnasia que combine los ejercicios físicos con los de relajación, que se pueda practicar a ratos libres y en cualquier lugar o circunstancia, habríamos encontrado la solución para el hombre moderno. Lo curioso del caso es que este tipo de gimnasia existe desde hace cientos de años y es practicado de manera inconsciente, y por ello poco eficaz, por todo el mundo.

Las contracciones isométricas, pues de ellas hablamos, son una forma rápida de someter a los músculos a un intenso trabajo (apenas se necesitan poco más de diez minutos), se pueden efectuar en cualquier lugar sin que nadie lo perciba, no requieren que dejemos nuestras ocupaciones habituales, y son aptas para todo tipo de persona, edad o sexo. La explicación para que este tipo de ejercicio deba formar parte de un programa de relajación, radica en que no es posible efectuar dicha relajación sin que previamente haya existido un sobreesfuerzo. La necesidad de relajarse, pues, viene solamente como consecuencia del cansancio, cuando no del agotamiento.

Las contracciones isométricas indican una gimnasia sin movimiento, ya que lo opuesto es isotónico, con movimiento, y para ello ya hay docenas de sistemas eficaces difundidos por el mundo entero. Así que cuando le vayamos indicando uno por uno todos los "movimientos" que debe realizar no se confunda con esta palabra, ya que la emplearemos solamente para indicar acción de un músculo, no desplazamiento. Cuanta más fuerza realice y menos se mueva, más eficaz será para su salud, y además habrá conseguido en poco más de diez segundos ejercitar un músculo y relajarlo inmediatamente.

A continuación, les voy a indicar todas las circunstancias de su vida cotidiana en las cuales puede efectuar esta gimnasia de relajación/musculación isométrica, debiendo insistir en que nadie se dará cuenta de que usted está relajándose, que puede efectuarse en cualquier lugar y circunstancia, así como a cualquier hora del día o de la noche. El límite de movimientos le fijará usted y su condición física, o la necesidad imperiosa que tenga de relajarse.

Andando

- Cuando camine luche contra la fuerza de la gravedad, no deje que su cuerpo se venga abajo. Estírese hacia arriba siempre, lleve sus hombros ligeramente hacia atrás.
- No permita que su abdomen sobresalga más de lo que le gustaría. Contráigalo ligeramente hacia dentro.
- Su mandíbula deberá estar relajada. No circule con los dientes apretados.
- Respire con la parte superior y media de su tórax.

- Mantenga la cabeza erguida, pero no levante el cuello solamente a base de llevar la barbilla mirando al cielo.

- Utilice siempre zapato cómodo, que no le comprima los dedos hacia dentro y que le permita incluso moverlos dentro de su zapato. El tacón apenas de dos centímetros como máximo.

- Si puede, camine mejor sobre tierra en lugar de hacerlo sobre la acera.

- Balancee ligeramente los brazos cuando camine, le relajará y le ayudarán a impulsarse hacia delante.

- No utilice cinturones si puede evitarlo, ni prendas ajustadas como slips, fajas o pantalones vaqueros. Los slips de caballero dificultan el desarrollo genital y perjudican la fertilidad; las fajas abdominales no sujetan los músculos del vientre, sino que los atrofian, provocando lentamente una flacidez irreversible; los pantalones vaqueros son perjudiciales para los genitales de ambos sexos y en la mujer le producen infecciones vaginales con frecuencia. En resumen, las faldas o los pantalones poco ajustados son mejores para la salud.

- El cuello de sus camisas no deberá estar abrochado nunca.

- Los jerséis de cuello cisne son perjudiciales para su relax, lo mismo que las corbatas.

- Los sujetadores solamente deben sujetar, no oprimir. Si el pecho es normal o pequeño es mejor prescindir de esta prenda.

- Controle en todo momento su respiración, acompasada con el ritmo de su caminar. Aunque camine por una calle con fuerte tráfico no trate de contener la respiración; respire siempre profundamente, aunque el aire esté viciado, pero en estos casos procure expulsar siempre todo el aire de sus pulmones prolongando un poco más la espiración. Cada vez que saque el aire de sus pulmones tenga en cuenta que está relajando involuntariamente sus músculos, por lo que no se concentre solamente en la inspiración.

- Cuando vaya al campo o a la playa, procure caminar el mayor tiempo posible descalzo, ya que existen numerosas zonas reflejas en el pie que se activarán por el simple hecho de caminar sin zapatos. Se sentirá profundamente relajado con un simple paseo por la hierba, especialmente si lo hace con el rocío de la mañana. La arena seca de la playa, además, le suavizará la planta del pie y le eliminará asperezas y durezas de una manera mucho más eficaz que usando limas o piedras abrasivas. Si camina por la orilla, la humedad le activará la circulación de retorno y le quitará la sensación de piernas pesadas.

Sentados

Nos pasamos más tiempo sentados que en pie y la mayoría de las personas más horas en la cama que sentados. Aun así, el orden de importancia no está de acuerdo con las horas que invertimos en cada cambio de postura. Estas son algunas recomendaciones importantes para lograr que el estar sentados se convierta en un placer, no en una tortura para nuestro cuerpo.

- Nunca se deje caer bruscamente sobre un asiento, aunque esté sumamente cansado. Hágalo lentamente y concéntrese en encontrar la postura más cómoda.
- No se apoye sobre una sola zona de su cuerpo, normalmente los glúteos, y procure repartir el peso lo mejor posible utilizando la espalda y los brazos. Si el asiento tiene apoyabrazos utilícelos si están a la altura adecuada y si no es así, siga las siguientes recomendaciones:
El apoyabrazos debe cumplir su misión, que no es otra que el mantener los antebrazos apoyados. Ni debe estar tan alto que nos levante los hombros, ni tan bajo que la muñeca esté más baja que el codo. Si no dispone de unos apoyabrazos adecuados

y va a permanecer sentado en esa silla muchas horas al día, deberá dedicar unos minutos por lo menos a conseguir una posición adecuada. Recuerde: que no tenga que levantar los hombros, que la muñeca y el codo estén al mismo nivel, y que no se vea obligado a sacarlos para fuera porque el sillón es demasiado ancho para su cuerpo.

• El asiento no debe ser totalmente horizontal, sino elevado ligeramente de atrás. De lo que se trata es de conseguir que los glúteos estén algo más altos que la rodilla; así desplazaremos el peso del tronco hacia las piernas y aliviaremos las vértebras sacras y cervicales. Un simple cojín en la parte trasera del asiento puede ser suficiente.

• La dureza del asiento también es muy importante y es mejor pecar de blando que de duro. Elija una almohadilla que sea progresiva, suave en la primera capa y enérgica en las demás.

• Nunca se siente sobre plásticos o skay. Impedirán que transpire la piel, la cual se calentará demasiado provocando problemas circulatorios y ablandará los tejidos cutáneos. Muchas hemorroides crónicas son consecuencia de sentarse habitualmente en un asiento cuyo tejido no es transpirable y que genera calor. Si no puede cambiar de asiento, ponga una gamuza de algodón.

• El respaldo deberá servir de apoyo a toda la espalda, incluidos los riñones. Hay que evitar que por un diseño mal entendido la parte de arriba del respaldo empuje la espalda hacia delante.

• Es importante también que no dejemos tan relajado al abdomen que se deforme y nos empuje todo el cuerpo hacia abajo. Es necesario tener en cuenta que debemos luchar siempre contra la fuerza de la gravedad para mantenernos con un mínimo de rectitud, aunque no con tanto esfuerzo como para estar en tensión.

- Las piernas pueden estar simplemente sueltas o con los tobillos entrecruzados, pero nunca con un muslo encima del otro, ya que eso dificulta la circulación de retorno.
- Si vamos a escribir no será el cuerpo el que se aproxime a la mesa, sino al revés.

De vez en cuando nos relajaremos realizando los siguientes ejercicios:

1. Nos ponemos las manos en la nuca, pero sin apenas tocar el cuello.
2. Elevamos ambos brazos hacia arriba, inspirando al mismo tiempo. Cuando los bajamos, espiramos.
3. Tratamos de tocar el techo con una mano y alternativamente con la otra.
4. Empujamos una pared imaginaria con la palma de ambas manos, al mismo tiempo que espiramos con fuerza.
5. Ahora realizamos el empuje a los lados, con los brazos horizontales siguiendo la línea de los hombros.
6. Recogemos fuertemente las piernas hacia nosotros.
7. Movimiento a la inversa, estirando las piernas al frente.
8. Arqueamos el cuerpo hacia atrás, en la silla.

En el baño

Es difícil no asociar un baño caliente con algo sumamente relajante y confortable. La suma del calor del agua, más la posición de tumbados, así como la humedad misma, aportan tres propiedades que actúan en la mayoría de las funciones orgánicas, proporcionando un fuerte sopor y relax. Si además le añade aceites esenciales adecuados o sales de baño aromáticas, el efecto será potente y agradable. No obstante, tenga en cuenta que no todos los efectos del agua caliente son beneficiosos y hay que adoptar ciertas precauciones:

1. No prolongar el baño más de 15 minutos.
2. Evitar que la temperatura del agua sea superior a los 38 grados, ni inferior a los 35.
3. No tomar baños calientes cuando tengamos infecciones, fiebre o la tensión arterial baja.
4. Solamente son adecuados antes de dormir.
5. No tomarlos después de exponernos al sol.
6. Ni en los estados depresivos.
7. Tampoco en casos de mala circulación venosa, hemorroides o varices.

Son especialmente recomendables además de para relajarnos, en los siguientes casos:

1. Cuando estamos sumamente irritados.
2. En caso de anemia.
3. Para combatir el insomnio.
4. En la hipertensión.
5. Después del trabajo.
6. Para aliviar contracturas musculares y dolores articulares.

Algunos ejercicios para el baño:

• Sentados, tratar de cogerse los pies con las manos. Si tiene dificultad para ello al principio, pruebe a realizarlo primero con una mano y luego con la otra.
• Flexione una rodilla hasta tocarse el tórax. Manténgala así unos segundos y cambie a la otra.

91

- Eleve ambos brazos por encima de la cabeza hasta tocar la pared trasera.
- Ponga los brazos en cruz, con los codos flexionados, y llévelos hacia atrás.
- Doble las muñecas de sus manos en todas las direcciones.
- Realice los mismos movimientos con los tobillos.
- Haga un masaje profundo en el pelo cuando lo tenga húmedo.
- Póngase la palma de las manos en los ojos y realice un suave masaje con los párpados cerrados.
- Póngase de rodillas y siéntese sobre sus talones.

Al salir del baño:

- Con un guante de crin es el momento de activar la circulación sanguínea de las pantorrillas, siempre de abajo arriba.
- Realice los mismos masajes en los glúteos.
- Aproveche para estirar fuertemente las piernas y para ello póngalas encima del lavabo, y sin doblarlas, estire sus músculos y ligamentos.
- Deje caer su cuerpo hacia delante, suavemente, tratando de tocar con sus manos los pies.
- Intente tocar el techo con sus manos.
- Aproveche su relajación por efecto del calor para realizar fuertes y profundas inspiraciones, poniendo mucho interés también en sacar todo el aire que quede en sus pulmones. La humedad del ambiente contribuirá a limpiar sus pulmones como si estuviera en una sauna.
- Haga también respiraciones abdominales.

Relajación para la cabeza

Una de las ventajas que tiene el darse cremas y cosméticos en la cara es el suave masaje que se efectúa en la piel, sin olvidar las ventajas terapéuticas de los productos empleados. Estos movimientos que se efectúan casi cotidianamente, son muy beneficiosos para relajarse, por lo que le proponemos ahora una corta tabla de ejercicios que podrá hacer en cualquier momento del día, e incluso la mayoría de ellos puede realizarlos en un descanso de su trabajo.

- Cierre los ojos con fuerza, permanezca unos segundos y después ábralos con la misma energía. Le parecerá increíble, pero los músculos oculares no están habituados a trabajar en toda su extensión.
- Ahora mire hacia el lado derecho, sin mover la cabeza, tratando de llegar un poco más lejos de lo habitual y retorne lentamente hacia el centro. Los mismos movimientos, pero ahora a la izquierda y nuevo retorno al centro. Estos movimientos deben hacerse muy lentamente para no marearse.
- Después mire hacia el techo sin mover la cabeza, retorne al centro y mire hacia el suelo. Siempre muy lentamente para evitar el mareo. Es posible que los primeros días no pueda forzar la vista y deberá hacer cortos recorridos con sus ojos.
- Ahora suba sus cejas sin mover los ojos ni la cabeza. Trate también de abrir fuertemente los ojos. Existen ciertos músculos oculares que están parcialmente atrofiados por falta de uso y que deberá movilizar si quiere relajarlos.
- Ahora cierre un ojo y abra el otro al máximo. Después haga lo mismo con el otro.
- Le toca el turno a la nariz y deberá imitar a un conejo, frunciéndola con fuerza.

93

- A continuación, abra la boca al máximo, primero con la letra A y luego con el resto de las bocales.
- Finalmente, haga un recorrido interno con su lengua como si quisiera limpiar su boca con ella.

¿Relajación al levantarse?

Puede parecer un contrasentido que necesitemos relajarnos después de haber dormido ocho horas a pierna suelta, pero es que la mayoría de las personas estresadas confiesan que se levantan cansadas y tardan bastante tiempo en ponerse en plena actividad. Recuerde la imagen de esas personas que se levantan adormilados, no por falta de horas de sueño, sino porque no han conseguido recuperar su energía y durante los primeros minutos van al cuarto de baño tambaleándose y con los ojos semicerrados. Solamente una sacudida de agua fría en su rostro es capaz de sacarles de su sopor.
Por ello le vamos a indicar unos ejercicios fáciles para que el estado de relajación que debería sentir en el momento de despertarse sea real y que esté en condiciones óptimas de emprender la rutina diaria.

1. Lo primero, aunque le parezca una perogrullada, es abrir los ojos. No hay peor manera de despertarse que una habitación en penumbras o unos ojos semicerrados. Ábralos sin miedo y si puede mire a una ventana, suponiendo que pueda contemplar algo mejor que las paredes de un edificio.
2. Si moverse aún, estire fuertemente sus piernas al frente.
3. Saque los brazos de debajo de las sábanas y siéntese, mientras que los estira fuertemente hacia arriba como hacía cuando era niño y no tenía tantos complejos.
4. Bostece con fuerza, sin miedo y frótese los ojos con energía.

5. Al levantarse junte las piernas y realice rotaciones de las rodillas en el sentido de las agujas del reloj primero y luego, al contrario.

6. Arquee la espalda hacia atrás y con las manos en los riñones encamínese al cuarto de baño. Cuando llegue es posible que su estado de sopor ya no exista y se encuentre hasta con buen humor. Un poco de agua fría en la cara, más los habituales lavados corporales y la evacuación necesaria, le pondrán en un estado óptimo para emprender sus tareas cotidianas. En ese momento habrá comprendido la importancia de relajarse al levantarse y ese proceso no le habrá llevado más de cinco minutos, los cuales podrá conseguir adelantando su despertador esa pequeñísima porción de tiempo.

Subiendo y bajando escaleras

Es uno de los ejercicios más duros que existen y por eso mismo la mayoría de las personas lo evitan si les es posible, tanto en su casa, como en el metro, como en el trabajo. El motivo es que no solamente estamos luchando contra la fuerza de la gravedad, algo ya de por sí muy importante, sino que al mismo tiempo nos obligamos a un sobreesfuerzo en los músculos gemelos y los pies.

Las indicaciones que ahora les mencionamos están dirigidas a evitar en lo posible ese cansancio extremo y tratar incluso de que el uso de las escaleras se convierta casi, casi, en un placer. Sigan estas indicaciones y verán la diferencia:

• Tiene que subir totalmente derecho, mucho más incluso que cuando anda por la calle.

- Evite especialmente sacar los glúteos hacia atrás, ya que así obliga al cuerpo a inclinarse en sentido contrario para mantener el equilibrio.
- No utilice la barandilla para impulsarse, sino solamente para asegurarse el equilibrio. Las manos, pues, relajadas.
- El impulso se tiene que realizar con los pies, así que procure no apoyar toda la planta pesadamente en cada peldaño. Si no lo hace así entrarán en acción los músculos del muslo y el cansancio será mayor.
- No balancee las caderas cuando suba.
- Es sumamente importante que mantenga el mismo ritmo desde el principio al final. Si los pisos a subir son muchos impóngase un ritmo de subida lento, pero no lo disminuya. En la medida en que consiga mantener la misma velocidad de subida en cada escalón se cansará menos. Es preferible, por tanto, que suba despacio a que suba muy deprisa los dos primeros pisos y luego se quede ya sin aliento para los demás.
- Controle la respiración y que sea tan rítmica como los pasos.
- Cuando baje la escalera tenga en cuenta que debe hacerlo a la misma velocidad que cuando sube, o al menos tan rítmicamente. Procure no golpear los peldaños en cada paso y trata de sentir que flota en su andar.

Medios de transporte

El coche es un avance de la sociedad moderna, algo irrenunciable hoy en día y sin el cual no podríamos tener ya la misma calidad de vida. Aunque se le critica su capacidad para atrofiar músculos y castigar la espalda, lo cierto es que también nos proporciona una gran comodidad en los desplazamientos. Por tanto, y si elegimos ir al trabajo en automóvil, he aquí algunas recomendaciones para que el viaje sea tan placentero que no resulte ningún inconveniente utilizarlo:

1. No agarrar el volante como si fuera en un coche de carreras, con los brazos estirados y el respaldo del asiento hacia atrás. Para ir cómodo y al mismo tiempo poder conducir con seguridad, hay que poner las manos en el volante en la posición de las diez y diez.
2. Mantener una distancia al volante que nos permita tener siempre los brazos flexionados.
3. El asiento es necesario subirlo al máximo (si es graduable), así se ve mejor la carretera y no obliga a las cervicales a estar en tensión.
4. Acercarse lo suficiente a los pedales para que no tener que ir con las piernas estiradas.
5. Mantener en lo posible las ventanillas subidas.
6. En invierno hay que poner la calefacción muy suave, que obligue a viajar abrigado. Si está tan fuerte que necesita ir en camisa será perjudicial para su salud y conducirá irritado.
7. Poner música suave.
8. En ciudad, no tratar de adelantar continuamente; está comprobado que se llega al mismo tiempo que cuando el conductor conduce despacio.

Y si ha elegido los transportes públicos, he aquí algunas recomendaciones para ir cómodo en ellos:

1. Cuando esté en la cola no mire con impaciencia la llegada del autobús. No llegará antes por muy nervioso que se encuentre.
2. Si presupone que tardará en llegar, deje volar su imaginación y aíslese del entorno.

3. Permanezca apoyado sobre ambos pies y bien derecho. Si la espera es larga puede aprovechar para realizar unos suaves ejercicios de respiración abdominal que nadie percibirá.

4. Cuando suba y si no dispone de asiento, debe adoptar unas ligeras precauciones para ir cómodo y soportar los frenazos y vaivenes del vehículo. Mantenga los pies a la anchura de sus hombros y lleve ligeramente la punta de los pies hacia dentro.

5. Cuando el vehículo tome una curva trate de llevar el peso de su cuerpo, sin mover los pies, hacia el lado contrario de la curva; así conservará siempre su verticalidad.

6. No se agarre con fuerza al pasamano y evite utilizar las barras del techo.

7. Sitúese siempre en la zona central del vehículo, ya que ahí los movimientos son menores.

8. Si tiene la suerte de disponer de un asiento adopte una postura erguida, apoyado por igual a ambos lados de su cuerpo.

9. No mire al interior y ni siquiera a las zonas próximas del exterior. Elija siempre puntos muy lejanos para que la vista no se fatigue. Por supuesto, no lea, ni mantenga agarrados con fuerza los posibles bultos que lleve encima.

En el trabajo

Obviamente, no podrá realizar frecuentemente ejercicios de relajación durante el trabajo, al menos si ello supone que tenga que interrumpir su labor. Ninguna empresa le pagaría por descansar, lo que debe parecerle lógico. Pero una cosa es que dedique su jornada laboral a eso, al trabajo, y otra que no pueda hacer algo para que le resulte más grata y relajante.

Si tiene que permanecer sentado la mayor parte del tiempo ya hemos indicado anteriormente cuál es el tipo de silla que debe utilizar o las modificaciones que deberá efectuar para que sea más cómoda. Lo que también puede hacer es aprovechar para mantener las piernas fuertemente estiradas al frente y posteriormente recogerlas con la misma intensidad. Ese movimiento de contracción y estiramiento proporciona un gran alivio a los músculos y también una mejora en la circulación sanguínea.

Si su profesión le obliga a permanecer mucho tiempo en pie la mejor manera de descansar es hacer algo distinto, no simplemente sentándose. Si debe estar detrás de un mostrador durante ocho horas, en los ratos en que pueda salir de allí no crea que sentándose encontrará el descanso, sino quizá sentirá más placer haciendo otros trabajos manuales (colocar paquetes, agacharse) que compensen la poca y monótona actividad física anterior. Ya tendrá tiempo al llegar a su casa de tumbarse y dormirse. La mejor manera de descansar es hacer algo distinto a lo habitual.

No olvide las siguientes recomendaciones:

1. Si tiene que permanecer en pie muchas horas, en el mismo sitio, la sangre venosa se habrá acumulado en sus pantorrillas y deberá hacerla retornar. Túmbese en el suelo boca arriba y ponga las piernas apoyadas en una pared, hacia arriba. Si ello no es posible, haga como si estuviera andando, levantando y bajando los talones. Este movimiento proporcionará un masaje a las pantorrillas.

2. Si tiene que estar en pie, pero necesita moverse de un lado a otro continuamente, procure estirar de vez en cuando la columna. También debe hacer zancadas de diferente longitud, así como subir o bajar escaleras. Mueva la cadera haciendo círculos y cruce sus piernas delante y atrás cada cinco minutos.

3. Si debe permanecer en una cadena de montaje, con la mirada puesta en el mismo sitio durante horas, todos sus músculos estarán agarrotados, especialmente los del cuello. Aproveche cuando tenga algunos minutos de descanso para mirar a la lejanía y rotar el cuello en todas las direcciones. Unos segundos con los ojos cerrados con fuerza también le aliviarán.

4. Cuando la profesión sea la de escribir a máquina o manejar un ordenador, además de los inconvenientes de la silla y la mirada siempre fija, hay que contar con la tensión nerviosa y el cansancio cerebral. Lo opuesto a ello y lo que más le puede relajar, son labores o alternativas creativas, como ir al cine, escuchar música o pasear por el campo. No olvide que la parte corporal más afectada es la mano y la muñeca, por lo que tendrá que estirarlas fuertemente varias veces al día para no terminar con artrosis profesional. Haga movimientos de la muñeca en todas las direcciones y estire fuertemente los dedos de ambas manos.

5. Y si tiene que permanecer largas horas en el hogar, realizando las mismas tareas todo el día, deberá buscar actividades enriquecedoras del espíritu o a la mente. La lectura, las manualidades, la informática, los juegos de estrategia o el estudio de una carrera o profesión, le proporcionarán la compensación que necesita.

Las labores del hogar

Estas son algunas recomendaciones para ambos sexos:

• Cuando arregle las camas, no lo haga siempre con las piernas estiradas. Acostúmbrese a flexionarlas de vez en cuando, a ponerse incluso de rodillas y a tener las piernas con diferente separación entre ellas.

• Si lava la vajilla tenga en cuenta que el agua es un buen medio para relajarse. Después del agua caliente es de agradecer unos segundos en agua fría o viceversa. Póngase siempre guantes cuando emplee detergentes, ya que el jabón está pensado para quitar la grasa de la vajilla y esto requiere una labor enérgica. No confíe en esas marcas que dicen cuidar sus manos porque es imposible; o quitan la grasa o no sirven para nada. Lo mejor es que proteja sus manos con los guantes y posteriormente con una crema adecuada. No obstante, cuando finalice no utilice demasiada cantidad de crema porque obstruirá los poros y no penetrará a través de la piel.

• Acostúmbrese a no doblar la espalda continuamente. Es mejor que doble las rodillas y mantenga la espalda lo más recta posible. Cuando se levante y con más motivo si coge un peso del suelo, no lo haga con la espalda o los brazos. Emplee las piernas para incorporarse, ya que poseen unos músculos muy poderosos. La mayoría de las lumbalgias y las ciáticas vienen por coger pesos a base de incorporarse con la espalda.

• Cualquier ejercicio que le obligue a estirarse hacia arriba es muy beneficioso, por eso y en la medida de lo posible, no utilice taburetes para llegar a las zonas altas y trate de llegar por sus propios medios, estirando brazos y piernas.

• No coja la fregona o la escoba de tal manera que tenga que inclinarse ligeramente hacia delante. El mango suele ser lo suficientemente largo como para que pueda agarrarlo por un extremo y mantener así la espalda recta. Además, la fuerza que tiene que hacer es menor en la medida en que lo pueda coger el palo por el extremo.

• Si es verano o el suelo está caliente, procure andar frecuentemente con los pies descalzos.

Durante la comida

Esta necesidad tan cotidiana se ha convertido también en una reunión social, laboral o familiar, lo cual obliga a comer siempre a la misma hora y de la misma manera. Este compromiso ineludible no es, sin embargo, la manera más adecuada para comer, ya que ni siempre tenemos hambre a la misma hora, ni en ocasiones deseamos comer en compañía de nadie. Por ello, lo que en principio debería ser un motivo de satisfacción y hasta de placer, se puede convertir en algo estresante.

Con el fin de ayudarle a que tan cotidiana costumbre no se convierta en motivo de crispación o cuando menos de insatisfacción, he aquí algunos consejos:

1. La mesa debe ser lo suficientemente alta como para que no tenga que inclinar el tronco hacia delante. Lo ideal sería que el plato de comida llegara hasta nosotros, en lugar de al revés, aunque ello esté mal visto.

2. Los antebrazos deben reposar suavemente sobre la mesa.

3. Acérquese lo suficiente.

4. Deje sus piernas quietas, sin cruzar ni recogerlas hacia atrás.

5. Por supuesto, aflójese el cinturón o cualquier otra prenda que le pueda oprimir, entre ellas el cuello de la camisa. Por cuestiones de educación procure hacerlo antes de sentarse a la mesa.

6. De vez en cuando eche sus hombros hacia atrás para relajarse.

7. Mueva de vez en cuando los pies para que no se le duerman.

8. Coma despacio.

9. Puede hablar o ver la televisión si es su deseo. En principio y a menos que lo que oiga sea irritante, no le perjudicará.

10.De vez en cuando haga ejercicios con el abdomen para facilitar los movimientos peristálticos y acelerar la digestión. Todo ello, por supuesto, con la discreción necesaria.

11.Entre plato y plato no dude en respirar suavemente. Nadie lo percibirá salvo Usted mismo.

CAPÍTULO 10

LA RESPIRACIÓN

"Respirar solamente por un orificio nasal estimula la actividad en el hemisferio del cerebro correspondiente, mientras frena el opuesto. Este hallazgo sugiere una posibilidad no-invasiva para el tratamiento de numerosos problemas de conducta y del humor".
Werntz

Todos sabemos que cuando estamos en el seno materno respiramos en un medio líquido e inmediatamente que nacemos pasamos a respirar aire sin ningún problema, olvidándonos totalmente de nuestra capacidad anterior de respirar fluidos. A partir de entonces, el aire constituye la parte más esencial de la existencia y sin él no sobrevivimos más allá de diez minutos, y eso en los mejores casos.

Sin embargo, pocas personas se preocupan de respirar correctamente ni de utilizar la respiración como método de salud o relajación. Controlando nuestro modo y tiempo de respirar podremos conseguir tanto mejorar nuestro carácter como nuestro cuerpo. Mientras que una respiración agitada nos predispone a la agresividad y la ansiedad, un ritmo lento y profundo nos relaja y facilita nuestra relación con los demás.

Puesto que mediante la respiración podemos controlar parcialmente nuestras emociones y contando, además, con la ventaja de lo sumamente fácil que es respirar adecuadamente, nada mejor que utilizar los métodos yoghis del Pranayama para mejorar nuestra salud. Con ella conseguiremos una mejor energía y una revitalización de nuestras facultades, ya que esta técnica provoca el desarrollo de las facultades internas que pueden permanecer ignoradas.

Estos son los efectos de la respiración autónoma que todos efectuamos de manera inconsciente:

- Transporte dentro del organismo del oxígeno y el anhídrido carbónico.
- Intercambio de los gases en los alvéolos pulmonares.
- Masaje continuado y rítmico sobre el corazón y las vísceras abdominales.
- Conversión de la sangre venosa en arterial.
- Regulación del equilibrio ácido-base.
- Suministro de la energía a todo el organismo.

La ventaja que proporciona esta técnica respiratoria es que permite utilizar los pulmones al máximo de su capacidad, lo que unido a las posiciones o Asanas conseguiremos un efecto terapéutico muy intenso. Junto a una mayor captación y aprovechamiento del oxígeno lograremos una mayor amplitud en la caja torácica, una mayor resistencia al ejercicio continuado y una disminución de las enfermedades broncopulmonares. La facilidad con la cual podemos eliminar las mucosidades acumuladas nos permitirán resistir mucho mejor los meses invernales y vaciar plenamente los pulmones de dióxido de carbono, eliminando totalmente el aire residual y permitiendo que entre mucha mayor cantidad de oxígeno.
Los primeros efectos son un aumento del calor corporal, mayor cantidad de sudor y una mayor acidosis respiratoria que

provocará una relajación óptima gracias a la puesta en marcha de los mecanismos de autorregulación del pH.

Otros efectos:
- Masaje en los pulmones y el corazón.
- Masaje en el diafragma.
- Aumento de la presión venosa en la parte superior.
- Mejor irrigación cerebral.
- Descompresión cerebral aumentada en la espiración.
- Masaje en las estructuras craneales.
- Eliminación de miedos y angustias.
- Moderación de la agresividad y la competitividad.
- Eliminación de las tensiones musculares y contracturas.
- Corrección del egocentrismo.

Diferentes tipos de respiración:

1. Según su **frecuencia**, puede ser lenta (genera reposo y calma, aunque no es apta para estudiar), rápida (aumenta sensiblemente la cantidad de oxígeno y suele ocasionar hiperventilación), rítmica (cuando la mente y el cuerpo trabajan juntos), o irregular (suele ocurrir en la enfermedades o problemas emocionales.)
2. Según el **volumen** desplazado, superficial (se realiza inconscientemente) o profunda (mejora todo nuestro organismo.)
3. Por el **tiempo** o las fases será inhalante (proporciona seguridad), exhalante (facilita las relaciones humanas), o suspendida (se emplea mucho en el Yoga por la estabilidad emocional que produce.)
4. Según la **región** empleada será abdominal (emplea la zona baja pulmonar y gracias al diafragma permite mayor captación de aire), clavicular (permite poca entrada de aire y es frecuente

en las mujeres, ansiosos y enfermos graves), costal (se utiliza la zona media pulmonar), o completa (combina todas las anteriores.)

5. Por la **polaridad**, negativa (lunar) o solar (positiva.) Depende de la fosa nasal por la cual se inspira. La derecha canaliza lo positivo y va directa a la columna vertebral, mientras que la izquierda es la fase negativa que mejora la nutrición.

Algunos aspectos prácticos de la respiración:

Si queremos...

• Aumentar la energía y participar en proyectos conjuntos, haremos respiración completa.
• Si vamos a realizar algún deporte o esfuerzo físico, haremos completa pero muy tensa.
• Si queremos preservar nuestra intimidad emocional, será superficial.
• Cuando presintamos un peligro y queramos defendernos, efectuaremos respiraciones violentas.
• Si queremos relajarnos y ser generosos, efectuaremos respiración completa, pero sin esfuerzo.
• Cuando queramos protestar de una injusticia, efectuaremos respiraciones fuertes.
• Si deseamos concentrarnos o ahorrar energía, retendremos la respiración.
• Si vamos a escuchar los razonamientos de alguien, mantendremos la respiración de manera suave.
• Cuando deseemos estar simplemente en el mundo social la respiración será completa, pero sin esfuerzo.
• Si deseamos potenciar nuestro Yo, retendremos el aire suavemente.

- Cuando tengamos que otorgar favores o beneficios, soltaremos el aire.
- Si tenemos miedo o dudas, inspiraremos completamente de manera forzada.
- Cuando pensemos que vamos a realizar un fuerte esfuerzo, retendremos el aire con fuerza.
- Si vamos a mandar u ordenar algo a un grupo de personas, soltaremos fuertemente el aire.
- Si tenemos que emprender una acción importante y no queremos equivocarnos, retendremos el aire fuertemente.
- Si sospechamos que van a engañarnos, espiraremos suavemente.
- Cuando necesitemos aislarnos la respiración será superficial con mantenimiento muy suave.

Ejercicios prácticos de respiración

UNO

1. Sentados en el suelo, la columna recta y piernas replegadas sobre sí mismas.
2. Nos tapamos el orificio izquierdo e inhalamos profundamente con el derecho.
3. Nos tapamos ahora el derecho y expulsamos el aire por la izquierda.
4. Tomamos nuevamente aire por el mismo lado izquierdo.
5. Nos tapamos ese lado izquierdo y expulsamos el aire por el derecho.

DOS

1. Sentados en el suelo con la espalda erguida, las piernas recogidas.

2. Ponemos el abdomen en contracción, mientras que inhalamos el aire hacia las zonas costal y clavicular.

3. Nos tapamos ambos orificios de la nariz y retenemos el aire un tiempo cuatro veces superior a la inhalación.

4. Expulsamos el aire por ambos orificios durante un período doble a cuando inspiramos.

TRES

1. Tumbados boca arriba y respiramos solamente con el abdomen, sin mover el pecho.

2. Respiramos ahora solamente con el pecho, poniendo la mano en el abdomen para impedir que se mueva.

3. Extendemos los brazos a lo largo de los costados y espiramos. Sin tomar aire, presionamos en el tórax y simultáneamente hinchamos el vientre.

4. Respiramos ahora alternativamente con el abdomen y el pecho.

Respiración depurativa

1. En pie, piernas separadas y manos en la espalda, inspiramos profundamente y retenemos el aire el doble del tiempo.

2. Expulsamos el aire como si tratásemos de apagar una cerilla, sin hinchar los carrillos, y tratando de sacar totalmente el aire de los pulmones.

3. Cuando creamos que ya no nos queda más aire y antes de inspirar, sacaremos todavía el aire residual mediante una fuerte contractura abdominal.

Respiración energética

1. En pie, piernas separadas y brazos sueltos a lo largo del cuerpo.
2. Inspiramos profundamente y retenemos el aire.
3. Elevamos los brazos hacia el frente hasta que lleguen a la horizontal.
4. Cerramos las manos con fuerza y después replegamos los brazos con una fuerte tensión a la altura de las clavículas.
5. Sin aflojar la tensión los extendemos al frente de nuevo, como si empujáramos una pared invisible.
6. Los retraemos con la misma tensión y los ponemos a los costados.
7. Soltamos el aire con fuerza.
8. Descansamos y respiramos con normalidad.

RELAJACIÓN GENERAL

"Acuérdate de conservar en los acontecimientos graves la mente serena".

De lo que tratamos ahora es de lograr un descanso completo en un tiempo mínimo, sea cual sea la hora del día o de la noche elegida.

Estas son algunas recomendaciones:

• Cambiar el orden de nuestro trabajo o sustituir una actividad por otra en ese momento. Como ya he indicado: "descansar es hacer algo distinto". No se trataría solamente de dejar el trabajo habitual y ponerse a leer o escuchar música, sino de pasear, estudiar o reflexionar. Por tanto, podemos sustituir una actividad

111

física por una mental o viceversa, y también cambiar un trabajo físico por otro diferente, aunque sea más intenso. Hay personas que se encuentran especialmente bien haciendo deporte en sus ratos libres, otros charlando con los compañeros y algunos dejando volar la imaginación a mundos imposibles. Cualquier modo es bueno, siempre y cuando nos permita reincorporarnos de nuevo llenos de energía a nuestras labores diarias.

• Cesando progresivamente en la intensidad de nuestro trabajo habitual.

• Continuando con el trabajo, pero haciendo ejercicios respiratorios adecuados.

• Planeando mentalmente unas vacaciones o nuevas relaciones humanas.

• Si disponemos de un lugar tranquilo, podemos efectuar unos ejercicios de relajación profunda que nos permitirán recuperar energía rápidamente. Para ello debemos relajar especialmente todos los músculos fatigados o contraídos, tratando de concentrarnos en ellos y no en nuestros problemas. La mente debe estar totalmente ausente, aunque sin perder la conciencia. Se trata de aflojar tanto los músculos que no tengamos que realizar ningún gasto energético en ellos.

Pasos a seguir para una relajación profunda:

1. Elija un lugar tranquilo, ventilado y en el que no pueda entrar nadie de improviso. Respecto al ruido, si los sonidos son familiares, bien conocidos, no hay problema porque conseguirá aislarse de ellos.

2. Póngase tumbado boca arriba, con los pies ligeramente separados, los brazos a lo largo del tronco, las manos relajadas y la cabeza suelta, inclinándose de manera natural. No ponga almohadones ni colchones debajo de su cuerpo.

112

3. La boca suelta, semiabierta, los ojos semicerrados y la mente concentrada en relajar el cuerpo.

4. Haga tres respiraciones profundas y completas.

5. Cada vez que saque el aire de sus pulmones afloje un músculo, hasta que haya conseguido relajar todos.

6. Concéntrese entonces en lograr no sentir ninguna parte de su cuerpo, como si su alma hubiera salido flotando de él.

7. Cuando consiga todo lo anterior, sitúe su mente solamente en la respiración y trate de lograrla cada vez más lenta y profunda.

8. Si ya cree que ha conseguido dominar totalmente su cuerpo deberá ahora guiar sus pensamientos, al principio solamente observando las imágenes que acuden a su mente, sin analizarlas.

9. Ahora es el momento de vaciar sus pensamientos, de que se haga el silencio en su mente y que sus emociones no existan, ni siquiera las buenas.

10. Si ha conseguido todo lo anterior, también conseguirá aislarse tanto del exterior que ya no perciba sonido alguno y ni siquiera la luz entre en sus ojos. La oscuridad y el silencio más absoluto llegarán en ese momento y si su experiencia es muy alta conseguirá integrarse con el universo.

CAPÍTULO 11

TABLA DE EJERCICIOS

Ejercicios para el cuello

Con esta tabla que consiste en mover la cabeza y parte superior del cuello para mejorar la flexibilidad del hombro, codos, dedos y cuello, mejoraremos la circulación de la sangre en el tejido cartilaginoso, regularemos la transmisión nerviosa, mejoraremos la viscosidad del líquido sinovial, coordinaremos la contracción y relajación muscular, lográndose con la suma de estas cualidades la recuperación total de las funciones del cuello y zonas próximas. De una manera indirecta también mejoraremos las funciones hepáticas, la respiración, la digestión y el riego sanguíneo cerebral.

1. En pie, las piernas abiertas, manos apoyadas en las caderas. Giramos lentamente el cuello hacia la derecha, procurando no balancear la cabeza e insistiendo en el mayor recorrido posible si no nos produce dolor.
2. Volvemos al centro y relajamos.
3. Ahora, el mismo movimiento a la izquierda, una sola vez y lentamente.
4. Volvemos al centro y relajamos.
5. Miramos hacia arriba muy lentamente y permanecemos así unos segundos.
6. Retornamos al centro.

7. Lentamente tocamos con la barbilla en el tórax y permanecemos unos segundos.

8. Retornamos al centro y respiramos suavemente.

9. Repetir esta secuencia tres veces, siempre con exagerada lentitud y controlando la respiración.

Utilidad

Tortícolis (especialmente por esfuerzo brusco), síndrome de raíz cervical (habitual en oficinistas o personas que trabajan con ordenadores), poca flexibilidad en el cuello (la persona necesita mover el cuello y la cintura para mirar a los lados).

1. En pie, piernas abiertas y manos cruzas delante del abdomen.

2. Llevar hacia arriba las manos y ponerlas en forma de tijera por encima de nuestra cabeza, brazos bien estirados y la mirada puesta en ellos.

3. Ahora bajar ambos brazos y dejarlos horizontalmente a la altura de los hombros con las palmas hacia arriba. La mirada en la mano izquierda.

4. Mismo movimiento que antes, pero al finalizar la mirada en la mano derecha.

5. Repetir los movimientos 4 veces, tensando el abdomen cuando llevemos las manos arriba.

Utilidad

Alivia la rigidez de cuello y hombros, los dolores de espaldas y la dificultad para los movimientos en esa zona.

1. En pie, piernas abiertas. Elevamos el brazo izquierdo con la mano simulando que llevamos una carga en ella hasta situarla por encima de nuestra cabeza. La palma de esa mano debe estar

ahora horizontalmente, la mirada puesta en ella y el brazo derecho doblado por detrás de la espalda a la altura de la cintura.
2. Volvemos ese brazo a la posición de reposo y respiramos suavemente.
3. Mismo movimiento, pero con el otro brazo.
4. Repetimos la secuencia 4 veces permaneciendo con el brazo estirado arriba unos segundos. Hay que procurar mantener el tronco recto, sin inclinarlo hacia atrás.

Utilidad
Alivio inmediato en el cuello y los hombros, así como relajación en el torso. Proporciona mejora en la rigidez de los hombros y de la cintura. Evita las molestias abdominales por comidas abundantes.

Ejercicios para la espalda

Siendo la parte corporal más castigada es, al mismo tiempo, la que menos atención prestamos, quizá porque no conseguimos llegar a ella con facilidad. Los ejercicios que involucren a la cintura, la espalda, las piernas y los glúteos, promoverán la flexibilidad articular del hueso ilíaco y la columna vertebral, con lo cual relajaremos las tensiones del tejido cartilaginoso de la cintura y la espalda, al mismo tiempo que aumentaremos la capacidad muscular de la cintura, del vientre y recuperaremos el buen funcionamiento de los músculos de esas zonas.

Con la siguiente tabla de ejercicios mejoraremos las deformaciones de la columna vertebral, regularemos las funciones del bazo, las digestivas, las renales y la distensión abdominal. También mejoraremos las funciones sexuales.

UNO

1. En pie, ponemos las manos cruzadas delante del abdomen.
2. Elevamos ambos brazos, con las manos siempre cruzadas, hasta llegar por encima de la cabeza a la máxima altura.
3. Cambiamos la posición de las manos, sin soltarlas, de manera tal que las palmas queden hacia arriba. Empujamos con fuerza hacia arriba. El pecho debe estar ahora fuertemente estirado.
4. Sin soltar las manos entrelazadas hacemos una flexión del tronco hacia la izquierda, lentamente. Repetir el movimiento hacia ese mismo lado, sin dar rebotes, procurando estirar fuertemente el costado.
5. Volvemos a la posición inicial con las manos cruzadas sobre el abdomen. Respiramos.
6. Misma secuencia de movimientos anterior, pero cuando hagamos la flexión del tronco la efectuaremos hacia la derecha. Hay que procurar no torcerse y no mover las caderas en la flexión.

Utilidad
Alivio inmediato en los costados y la cintura. Nos mejora la rigidez de la cintura y la dificultad en mover la columna vertebral. Corrige la escoliosis.

DOS

1. En pie, piernas abiertas, manos cerradas puestas a los lados de la cintura.
2. Proyectar el brazo derecho hacia delante con la palma mirando al frente y girar el torso en la dirección contraria, mientras que la mirada la dirigimos hacia atrás. El puño izquierdo lo mantenemos en la cintura.

118

3. Volver a la posición inicial.
4. Lo mismo, pero con la mano contraria.

Utilidad

Alivio en la cintura que se amplía a los hombros y la espalda. Mejora las articulaciones de hombros, espalda y cintura, mejorando las afecciones lumbares y el entumecimiento de las manos y brazos.

Ejercicios para los glúteos y las piernas

Con estos ejercicios se movilizan la articulación coxofemoral, las rodillas y los tobillos, lo que les proporciona mayor flexibilidad. Mejora la capacidad muscular de glúteos, cintura, vientre y piernas. También es útil para corregir desviaciones de columna y de la pelvis.

UNO

1. Piernas juntas, mientras apoyamos ambas manos en las rodillas y doblamos el tronco hacia delante.
2. Flexionamos ambas piernas y giramos las rodillas en el sentido de las agujas del reloj, sin despegar los talones del suelo.
3. Enderezamos las piernas sin quitar las manos.
4. Mismo ejercicio, pero el giro se hace en sentido inverso.

Utilidad

Alivio en las articulaciones de las rodillas y los tobillos, especialmente si se realiza por las mañanas, cuando nos levantamos. Adecuado para problemas de artrosis, pérdida de la estabilidad al caminar y torceduras de tobillos.

DOS

1. En pie, con los brazos a lo largo de los costados.
2. Flexionar el tronco para apoyar la mano derecha en la rodilla izquierda.
3. Flexionar ambas piernas para adoptar la posición del jinete.
4. Sin separar la mano derecha de la rodilla, elevar la mano izquierda hacia arriba, como si empujáramos algo.
5. Enderezar las piernas, mantener el tronco inclinado hacia delante y poner las manos en la rodilla contraria, en forma de tijera.
6. Flexionar las piernas a la posición del jinete y poner la mano izquierda en la rodilla derecha y elevar la mano derecha.
7. Enderezar las piernas, las manos cruzadas como en la posición 5 y pasar a la 1.

Utilidad
Alivia la tensión acumulada en los músculos gemelos, así como en la cintura y los hombros. Mejora la movilidad de la cintura y las piernas.

TRES

1. En pie.
2. Dar un paso adelante con el pie izquierdo y trasladar el peso hacia esa pierna.
3. Enderezar el talón derecho para apoyar solamente los dedos en el suelo.

4. Elevamos los brazos hacia arriba, sacando el pecho y levantando la cabeza. Las palmas frente a frente.

5. Bajar los brazos a los costados.

6. Elevamos la rodilla derecha y con la ayuda de ambas manos la llevamos hasta el pecho, manteniendo el equilibrio sobre la pierna izquierda totalmente recta.

7. Recuperamos la posición 1.

8. Lo mismo que antes, pero invirtiendo la posición.

Utilidad
Alivio de los músculos del muslo de la pierna doblada. Mejora los dolores en glúteos y la falta de elasticidad en las piernas.

Ejercicios para las extremidades

Con estos ejercicios pretendemos aumentar la flexibilidad de las extremidades y el tronco, además de mejorar la circulación. Fortalece la musculatura.

UNO

1. En pie, piernas abiertas y manos cerradas apoyadas en la cintura.

2. Flexionamos las piernas en la posición del jinete.

3. Ponemos ambos brazos a la altura de los hombros y realizamos un movimiento de empuje hacia el frente de tal manera que las yemas de los dedos se estén tocando.

4. Volvemos a la posición 1.

5. Repetimos el ejercicio cuatro veces tratando de extender bien los brazos al frente.

Utilidad
Mejora las articulaciones de las muñecas, el codo y los tobillos. Adecuado para dolores en esas articulaciones y también para las rodillas.

DOS

1. En pie, con las piernas abiertas y las manos cerradas en la cintura.
2. Poner la pierna izquierda cruzada delante de la derecha, adoptando con ellas una forma de tijera.
3. Flexionar ambas piernas, quedando en posición de cuclillas, pero con las piernas cruzadas. Las manos cerradas en la cintura.
4. Pasar a la posición 1.
5. Poner la pierna derecha cruzada delante de la izquierda, adoptando una posición de tijera.
6. Mismo proceso que en posición 3.

Utilidad
Liberación profunda de las articulaciones de las rodillas y los tobillos, Fortalecimiento de los músculos del muslo y pantorrillas.

TRES

1. En pie, piernas muy separadas y manos cerradas en las caderas.
2. Giramos el tronco hacia atrás, a la izquierda, mientras que miramos por encima de los hombros.

3. Abrimos la mano derecha y empujamos hacia delante, con la pierna izquierda ligeramente flexionada y la derecha recta.
4. Volvemos a la posición inicial.
5. Lo mismo que en 1, pero ahora se cambia de dirección y de pierna.

Utilidad
Alivio inmediato en el cuello, los hombros, las piernas y la cintura. Especialmente recomendable para problemas de varices y mejorar la circulación en la cintura y la cadera.

Ejercicios para los brazos, manos y dedos

Aunque los brazos, junto con las piernas, son la parte corporal que más veces movemos al día, el hecho de que casi siempre lo hagamos de la misma manera y para las mismas funciones, hace que se degeneren y se declaren artrosis por exceso de uso. Estos ejercicios mejorarán la formación del líquido sinovial, las articulaciones y estirarán fuertemente los músculos.

UNO

1. En pie, piernas abiertas y con los puños situados a la cintura.
2. Subir los brazos y empujar simuladamente con las manos hacia arriba, con las yemas mirando entre sí.
3. Posición inicial.
4. Ahora estirar los brazos hacia los lados y empujar con las manos. Girar el torso a la izquierda y mirar hacia esa mano.
5. Volver a la posición inicial.
6. Repetir todo y luego girar al lado derecho.

Utilidad

Alivio de codos, muñecas y dedos.

DOS

1. En pie, piernas abiertas y con las manos cerradas en la cintura.
2. Comenzar a abrir las manos y llevamos los brazos hacia arriba, las manos estiradas en línea con ellos y la mirada puesta en las manos.
3. Todavía arriba, cerrar las manos y volver a la posición 1.
4. Abrir las manos y extender los brazos hacia abajo con las palmas hacia fuera.
5. Subir los brazos y mantenerlos con las muñecas flexionadas.
6. Volver a la posición inicial y repetir toda la secuencia.

Utilidad

Especialmente útil para las muñecas, aunque también mejoran las afecciones lumbares.

TRES

1. En pie, piernas abiertas y puños en la cintura.
2. Abrir la mano derecha y subir el brazo en oblicuo.
3. La mano izquierda baja, con el brazo estirado en oblicuo, tratando de formar una línea recta con el que está arriba.
4. Posición inicial.

Ejercicios para todo el cuerpo

Moviendo las cuatro extremidades se consigue mejorar la circulación sanguínea, el sistema nervioso y con ello el metabolismo y las funciones de todos los órganos internos. Podemos así mejorar patologías del bazo, hígado, pulmón, riñones o corazón.

Masaje a la piel

UNO

1. En pie, piernas abiertas.
2. Con los dedos dar masaje a la comisura de los labios hacia la nariz, las cuencas de los ojos y la frente, para terminar en las mejillas.
3. Con la palma de las manos llegar al pelo, las sienes y las orejas, para regresar a las mejillas. Así un total de 16 pequeños masajes.
4. La mano izquierda y la derecha apretando el estómago, mientras que la lengua la juntamos al paladar.
5. Con el pulgar de la mano derecha frotar el carpo de los dedos de la izquierda. Después cambiar de mano.

Utilidad
Aumento del calor en las mejillas, alivio de la tensión. Mejora las taquicardias, mareos, angustias e insomnio.

DOS

1. En pie, piernas abiertas, la mano izquierda sobre el dorso de la derecha, apretándolas sobre el abdomen.

2. Dar masaje 8 veces moviendo la mano con círculos pequeños.
3. Ahora ampliar el masaje hasta el pecho durante 8 veces y después otros 8 veces, pero haciendo el círculo al revés.

Utilidad
Aumento de la circulación sanguínea en el vientre, facilitando la expulsión de los gases. Mejora la patología digestiva y el lumbago.

TRES

1. En pie, con las piernas abiertas.
2. Apretar la mano derecha contra la coronilla de la cabeza y la mano izquierda en la parte trasera de la cintura.
3. Realizar un movimiento de peinado desde el centro hasta atrás, mientras giramos el tronco a la izquierda.
4. Peinarse el lado derecho de la cabeza hasta llegar a la sien y volver el tronco a la derecha, mientras la otra mano sigue en la cintura.
5. Volver a la posición 1.
6. Cambiar de mano y repetir lo mismo.

Utilidad
Alivio de los dolores de cabeza y sensación de bienestar. Mejora la visión, elimina "moscas volantes", los vértigos y la taquicardia.

CAPÍTULO 11

EL ARTE DEL BUEN DORMIR

A pesar de que pasamos aproximadamente la tercera parte de nuestra vida durmiendo no fue sino hasta ya avanzado el siglo XX, con la aparición del electroencefalograma, que los investigadores comenzaron a estudiar el sueño seriamente. Desde entonces, ha habido varias teorías que intentaron explicar qué ocurre a lo largo de la noche. La más antigua es la noción de que, de alguna manera, algo se desconecta durante el sueño, haciendo que la actividad fisiológica y psicológica llevadas a cabo durante el día cesen, simplemente.

Grupos de parapsicólogos dan otra explicación más interesante a los sueños y mencionan la posibilidad de que, en realidad, lo soñado sea otra forma de vida, espiritual, imposible de registrar por medios mecánicos. Los sueños en los que se realizan hazañas imposibles (volar, ganar peleas contra gigantes, etc.), serían la compensación a nuestras frustraciones, y cuando al soñar sufrimos, bien sea por amor, temor o dolor físico, la causa estaría en una conciencia deseosa de apaciguarse o en una puesta en escena de aquello que verdaderamente nos preocupa, pero que durante el día no queremos pasarlo al consciente.

Otros grupos de científicos comienzan a insistir en que el sueño es un proceso activo, mediante el cual se estimulan varios centros cerebrales con el fin de que se produzcan cambios bioquímicos y hormonales necesarios para la salud. Hoy

127

admitimos, hasta cierto punto, que todas estas conclusiones pueden ser ciertas.

Conjeturas al margen, lo único cierto que sabemos es que para que nos durmamos tienen que ocurrir dos cosas: tiene que haber una reducción de la actividad en aquellas partes del cerebro que nos mantienen alerta durante el día y, al mismo tiempo, ciertas partes del cerebro que se conocen como centros del sueño deben ser activadas. Los medicamentos hipnóticos y las plantas inductoras del sueño, actuarían en esta segunda parte.

Las necesidades de sueño

Las necesidades de sueño varían enormemente de uno a otro individuo. Algunas personas funcionan perfectamente con seis horas por la noche, mientras que otros se sienten como muertos con menos de ocho o nueve horas. La mejor forma para determinar cuánto sueño se necesita consiste en, simplemente, comprobar cómo nos sentimos al día siguiente.

Hay también otras generalizaciones que pueden hacerse: primera, que tanto la cantidad de sueño que se necesita, como la cantidad de horas que probablemente se van a dormir, tienden a variar con la edad. Los bebés, por ejemplo, suelen dormir doce horas, mientras que entre los 25 y los 45 años de edad la mayoría de las personas duermen 7 horas y media. Posteriormente, en la vejez, se necesitan solamente 8 horas y media, aunque lo normal es que estas horas estén repartidas durante el día y al llegar a la noche muchos ancianos crean que necesitan dormir menos que años antes. También ocurre que sufren un deterioro en la calidad del sueño, no consiguen dormir con profundidad, se despiertan a menudo por la noche desvelados y esto les lleva a creer que necesitan menos horas de sueño.

En segundo lugar, puede decirse que las personas que regularmente duermen más de diez horas o menos de tres por la noche, tienden a morir jóvenes. Pero esto solamente refleja el hecho de que en sí se produce una alteración de la salud, de igual manera que ocurriría llevando otro tipo de vida desordenado.

Obviamente, si se tienen problemas del sueño, lo primero que hay que hacer es asegurarse que no ocurren por cuestiones de salud. Una vez descartada esta posibilidad, hay que buscar factores psicológicos o ambientales.

Reglas para el buen dormir

Pensemos en lo bien que vamos a dormir

Como la inmensa mayoría de los desórdenes del sueño tienen un origen psicológico, no médico, se deduce que lo que se diga uno mismo tiene gran incidencia en lo bien o mal que se duerma. En otras palabras: si se piensa que se va a dormir bien por la noche, probablemente sea así. Por desgracia, muchas personas hacen justamente lo contrario y pasarán una noche sin dormir, se sentirán mal al día siguiente y comenzarán a temer que llegue la noche. Caen en el catastrofismo diciéndose a sí mismos lo temible que será si vuelven a quedarse sin dormir. Esta es la peor cosa que puede hacerse. El sueño, al igual que la relajación o el sexo, es una de las funciones humanas que no pueden forzarse.

Ejercicio regular

Las personas que hacen ejercicio a diario obtienen más sueño profundo que las sedentarias, y los estudios demuestran que cuando dejan de hacer ejercicio hay una reducción correspondiente en la calidad del sueño. Ejercitarse con intensidad durante un día o dos no tendrá utilidad, sino todo lo contrario, ya que lo que importa es la regularidad en el deporte.

Es interesante el hecho de que el descanso completo en cama, tal y como ocurre con una persona hospitalizada, también aumenta el sueño profundo. Esto probablemente se debe a que durante el sueño se reparan tanto las energías consumidas como las enfermedades corporales.

Los cambios importantes en la masa muscular, tanto al aumentar como al disminuir, producen mejoras en la calidad y la cantidad del sueño, aunque muchas personas se preguntan en qué momento del día es mejor hacer ejercicio para dormir bien. Esto depende en gran medida del individuo, lógicamente, pero ciertas tendencias sugieren que la mejor hora es al final de la tarde, justo cuando el cuerpo está declinando su potencial energético. Los efectos de la sesión matutina desaparecen en el transcurso del día (observen que nadie se queda dormido después de hacer ejercicio a primera hora de la mañana, sino todo lo contrario), y el ejercicio nocturno es demasiado energizante, por lo que perturba el sueño. Entre el ejercicio y el sueño debe existir un intervalo de, al menos, dos o tres horas.

Levantarse a una hora regular

Es importante que nos acostumbremos a levantarnos a la misma hora todos los días, salvo que sean tan pocas las horas que hayamos dormido que necesitemos permanecer en la cama algo más. Eso suele ocurrir especialmente los domingos, pues el sueño acumulado durante toda la semana invita a muchas personas a permanecer más tiempo en la cama, aunque esto solamente servirá para agudizar el problema. El insomnio de los domingos por la noche puede ser la consecuencia de haber dormido hasta el medio día, después de haber trasnochado el sábado; la consecuencia es clara: el lunes comenzaremos de nuevo la odisea de acusar falta de sueño. Lo mismo se aplica en el caso de levantarse temprano: si nos despertamos y no sabemos si volvernos a dormir o no, deberíamos probablemente levantarnos, a menos que estemos completamente exhaustos.

Ruido

Aunque el ruido suele romper el sueño o al menos quitarle profundidad, la capacidad de ruido necesario para despertarse depende de cada individuo. También puede suceder que el ruido sea incluso un somnífero, pero para que así ocurra debe ser rítmico, en tonos graves y de poca intensidad. Ejemplos de ello los tenemos en el traqueteo del tren, el rodar de un automóvil, el murmullo del mar e incluso una gran cascada, así como una película de poca acción. Otros ruidos de distinta intensidad, pero que también inducen al sueño, lo tenemos en la música apacible o las canciones de cuna, el murmullo de los grillos por la noche o el ruido de una máquina que trabaja sin interrupción.

Algunos sonidos, sin embargo, tienen fama de provocar insomnio, aunque no sean especialmente estridentes, como es el caso del ruido del grifo que gotea, el ronquido de las personas o una conversación en una habitación contigua. Aun así, podemos soportar cualquier tipo de ruido que sea habitual en nuestras vidas, aunque sea estridente, como ocurre con el vuelo de los aviones o el paso de los vehículos en una carretera muy transitada. Si se trata del mismo sonido que llevamos oyendo desde hace años el cuerpo lo asimila perfectamente y logra aislarlo para que consigamos dormir, lo que no ocurre, por ejemplo, con el vuelo de una mosca alrededor de nuestra cabeza. Lo inusitado, lo nuevo, es lo que nos desvela y no la intensidad del sonido.

Por ello, dependiendo del tipo de ruido, del individuo en sí y de la fase del sueño o de la noche en que nos hallemos, las posibilidades de despertarnos variarán, aumentando la fase de sueño profundo en las horas de la madrugada y siendo más difícil que nos despierten al poco de quedarnos dormidos.

Compañeros de cama
Las personas solitarias quizá se sorprendan al saber que la mayoría de nosotros verdaderamente dormimos mejor cuando estamos solos. Un durmiente normal invariablemente se moverá y dará vueltas varias veces durante la noche y a menos que tenga una increíble sincronía con su compañero, tenderán a interrumpirse el sueño uno al otro. Sin embargo, no todo es negativo en esto de dormir acompañados, ya que el hecho de sentir la presencia de alguien en la cama, lo mismo que dormir abrazados, proporciona relax y protección, lo que puede contribuir a que durmamos con gran profundidad, del mismo modo que lo haría un niño cuando en una noche de tormenta duerme en la cama con los padres.

Temperatura ambiente
Las temperaturas muy bajas en la habitación producen sueños desagradables, mientras que las temperaturas más altas causan mucho movimiento y más vueltas en la cama. La alta humedad provocará que estemos somnolientos durante todo el día.

Ingestión de alimentos
La mayoría de las personas se sienten somnolientas tras una comida copiosa y de hecho, el tomar alguna pequeña cantidad de comida, quizá ayude a dormir.
El sueño es afectado por cambios en la ingestión de calorías y las personas que están perdiendo peso suelen dormir

pobremente, mientras que los que están engordando duermen mejor. Biológicamente esto tienen sentido. Un animal hambriento debería salir a buscar comida en lugar de dormir, mientras que el que acaba de comer no es probable que quisiera luchar en ese momento.

Estimulantes
La mayoría de la gente sabe que no se puede tomar café antes de acostarse, por eso deberían tener en cuenta qué productos tienen cafeína o sustancias similares, como ocurre con el chocolate, el té, los refrescos de cola y docenas de medicamentos con propiedades euforizantes.

Algunas personas son especialmente sensibles a la cafeína y una simple taza de café a la hora de la merienda o incluso en el almuerzo del mediodía, será suficiente para impedirles conciliar el sueño. Otras, por el contrario, quizá vean favorecido su sueño con una pequeña cantidad de café caliente, el cual actuaría favorablemente en los estados depresivos, contribuyendo a proporcionar una pequeña ilusión de felicidad.

El azúcar también es un estimulante que puede contribuir a quitar el sueño, salvo que se padezca hipoglucemia, en cuyo caso ayudaría a dormir. Este es el caso de las personas que tienen un régimen drástico de adelgazamiento y que apenas comen por las noches. La bajada de azúcar en la sangre les produciría un fuerte insomnio que se podría corregir tomando simplemente un poco de miel.

La nicotina también puede quitar el sueño si se fuma justo antes de acostarse, lo mismo que el tomar alguna bebida fría.

¿Qué hacer cuando no se puede dormir?

Es tan sencillo como difícil: relajarse
La falta de sueño puede volver a una persona malhumorado, pero no le va a matar. Como se dijo anteriormente, es la preocupación por no dormir probablemente la causa más importante del insomnio en la mayoría de la gente. Si se está sometido a una gran presión y nos encontramos por la noche con los músculos agarrotados y la mente inquieta, hay varias técnicas que se pueden usar para ayudar a calmarnos.

La **respiración** está integralmente relacionada con todas las demás funciones corporales, incluso el ritmo cardíaco y la tensión muscular. Esta es la razón por la que los métodos de relajación influyen en el modo de respirar correctamente; por ejemplo, respirar lentamente y desde el abdomen, no con el pecho.

La **imaginación** implica el uso de imágenes positivas específicas como ayuda para relajarse. La imagen que se utilice puede ser cualquiera que funcione para uno mismo, sea un cuadro mental tumbado en una playa solitaria, soleada y con palmeras ondulantes, una suave brisa soplando con el sonido del océano de fondo, o una escena que le haga sentirse particularmente seguro, como verse rodeado por la familia. Simplemente, hay que concentrarse en hacer la imagen más vívida y detallada posible.

Librarse de la **tensión** es un método de relajación progresiva de todos los músculos, uno a uno. Según se está tumbado en la cama, hay que tensar cada parte del cuerpo y mantener la tensión durante unos segundos, para relajarlos a continuación

134

totalmente. Comenzando con los pies, siguiendo después con las piernas, el torso, el pecho, los hombros, brazos, cuello, etc., hasta que todo el cuerpo quede relajado.

Sugestiones tales como "noto mi cuerpo pesado, relajado y confortable", suelen tener un gran efecto calmante. Hay que decir para uno mismo que notamos las manos y pies cada vez más pesados, como si nos aplastáramos en la cama, notando al mismo tiempo una sensación de calor en ellos, lo que estará ocurriendo en realidad en la medida en que nos relajemos.

La **relajación** es una habilidad y estas técnicas requieren práctica antes de que empiecen a funcionar. No se puede esperar caer dormido la primera vez que se intente, pero si se practica continuamente durante al menos unas semanas, funcionarán.

CAPÍTULO 12

PLANTAS MEDICINALES PARA MANTENER LOS NERVIOS BAJO CONTROL

AVENA
Avena sativa

Composición:
Contiene potasio, azufre, fósforo, sílice y proteínas (35%), además de hierro, calcio, magnesio, vitaminas A, B1, B2, PP, E, D y C, así como carotenos. Hay proteínas, glucósidos, enzimas, almidón, nitrógeno, avenarina, quinona, guanina, colina, hipoxantina, raevulosario. También se encuentran saponinas con efectos antibacterianos, pectinas y ceras.

Usos medicinales:
Es diurética, rejuvenecedora, sedante, refrescante y energética. Se emplea para calmar los **estados ansiosos** y para aliviar los trastornos de la menopausia. En menor proporción es utilizada en las bronquitis (especialmente cuando el moco contiene sangre) y los edemas.

Es laxante suave, tónico nervioso, diurética y ayuda a controlar la hipertensión. Los copos se emplean con éxito en el tratamiento del colon irritable y son ideales para estómagos sensibles, pacientes desnutridos y como primer alimento después de una operación quirúrgica. Ayuda en la cura de desintoxicación por opiáceos y **nicotina**.

También se recomienda para combatir el síndrome de la dependencia medicamentosa o de drogas, para limpiar el aparato digestivo y para controlar la actividad hormonal en las mujeres.

ELEUTEROCOCO
Eleuterococus senticosus

Composición:
Eleuterósidos A, B, D E, J, K, L, M.

Usos medicinales:
Estimulante y adaptógeno. Se emplea mundialmente como sustituto del Ginseng para las disfunciones sexuales, como estimulante hormonal y **nervioso**, así como para mejorar la prostatitis y el sistema defensivo.

Otros usos:
Tiene un ligero efecto antiinflamatorio, mejora la permeabilidad capilar y se le han encontrado acciones positivas en la diabetes y la hipotensión. Es afrodisiaco moderado en mujeres.

ESPLIEGO
Lavandula latifolia

Composición:
Linalol, cumarina, tanino, saponina, heterósidos y acetato de linalino.

Usos medicinales:
Es ligeramente **sedante**, antiespasmódica, diurética e hipotensora. Se emplea para moderar la **irritabilidad**, la **agresividad** y la **neurastenia**. Tiene efectos balsámicos y antisépticos en las afecciones del aparato respiratorio. También se emplea en hemicráneas, jaquecas, alergias y para mejorar la digestión en **personas nerviosas**. Externamente es muy eficaz para calmar dolores reumáticos, en las dermatosis y para la alopecia. La infusión sirve igualmente para lavar heridas, llagas, quemaduras y aliviar el dolor. Antiguamente se le consideraba un buen remedio contra la blenorragia.

GINSENG
Panax quinquefolium

Composición:
Ginsenósidos, panaxósidos, ácido panáxico, saponina, fosfatos, estrógenos y las vitaminas C y B.

Usos medicinales:
Estimulante nervioso, hormonal y muscular, así como hipoglucemiante ligero, antiespasmódico y afrodisíaco. Es la planta medicinal más utilizada en todo el mundo y de la que todavía no conocemos todas sus propiedades. Se emplea con éxito en los **decaimientos**, **agotamiento nervioso**, **estrés**, fatiga intelectual, m**ala memoria** y riego sanguíneo cerebral disminuido. También para corregir los problemas nerviosos y hormonales de la menopausia, para aumentar las defensas inespecíficas, en la disminución prematura de la potencia sexual, como regulador de la presión sanguínea y en las diabetes no estabilizadas.

139

No se recomiendan dosis diarias superiores a los dos gramos, aunque se han logrado resultados óptimos en casos de insomnio empleando cinco gramos/día. En el mercado se encuentran preparados adulterados con azúcar y raíces de menos de seis años. A pesar de que no tiene toxicidad, no hay que sobrepasar la dosis de dos gramos diarios.

HIPERICÓN
Hypericum perforatum

Composición:
Contiene hipericina, hiperósido, rutina, aceite esencial, tanino, flavonoides y quercetol.

Usos medicinales:
Sedante, astringente y vulnerario. Es el mejor **antidepresivo** natural que existe, sin que tenga efecto excitante. Corrige la **ansiedad**, las **taquicardias** y las **neurosis**. Mejora las funciones biliares, las varices y las neuralgias.
Con las flores se prepara un delicioso vino medicinal para combatir los decaimientos.

MELISA
Melissa officinalis

Composición:
Contiene resina, mucílagos, glucósido y saponina en las hojas. La esencia es rica en linalol, citral, geraniol y citronelal, así como en limoneno que le da el sabor característico.

Usos medicinales:
Es digestiva, carminativa, antiséptica y algo **sedante**. Es una planta muy eficaz en afecciones "de la mujer", especialmente dismenorreas, jaquecas e **histerismos**. También tiene buenos efectos como antiespasmódica, sedante y para cortar las náuseas y vómitos del embarazo. Corrige las palpitaciones, **ansiedad**, vértigos y otros trastornos propios de un sistema nervioso alterado, lo mismo que los calambres y la vaginitis nerviosa. Externamente se emplea para mejorar las heridas, lavar los ojos enrojecidos y como un estupendo baño aromático relajante. Calma el picor de las picaduras de insectos y evita el estancamiento de la leche materna. No induce al sueño, por lo que es un remedio tranquilizante para tomar durante el día. Desde hace siglos se le ha considerado la mejor hierba para combatir la **melancolía** y la **tristeza**.

Tiene sinergia con el Hipericón en las depresiones nerviosas. Con la Melisa se fabrica la popular "Agua del Carmen" o "Agua de Melisa", la cual fue popularizada por los monjes Carmelitas en 1611 y que aún se puede encontrar en herboristerías y farmacias antiguas.

PASIFLORA
Passiflora incarnata

Composición:
Alcaloides, fitosteroles, flavonoides, heterósidos, calcio y azúcar.

Usos medicinales:
Es sedante general de efecto suave. Es un buen **calmante nervioso**, siendo eficaz para tratar la **angustia, ansiedad** y los trastornos de la menopausia.

También en casos de arritmias, temblores seniles y palpitaciones. Su efecto es bastante rápido, incluso en casos de **insomnio**. Es un sedante adecuado para los niños.

VALERIANA
Valeriana officinalis

Composición:
Esencia, tanino, valeriana, glucosa, enzimas y valerianina.

Usos medicinales:
Es famosa por sus efectos sedantes que pueden inducir al **sueño**. También se le reconocen acciones antiepilépticas, contra la **excitabilidad nerviosa, agotamiento nervioso** e **insomnio**. Paradójicamente, dosis altas o prolongadas puede provocar intranquilidad y nerviosismo.

RHODIOLA
Rhodiola rosea

Usos medicinales:
Adaptógeno, anti-envejecimiento, anti-cáncer, anti-depresivo, anti-mutagénico, antioxidante, cardioprotector.

Usos medicinales:
La Rhodiola rosea es una hierba especial que tiene una historia amplia y variada de usos. Se cree que fortalece el sistema nervioso, combate la depresión, mejora la inmunidad, eleva la capacidad para hacer ejercicio, mejora la memoria, ayuda a la reducción de peso, aumenta la función sexual y mejora la libido.
- adaptógeno y protector frente al estrés (neuronal, cardio, hepato)
- cardioprotector
- antioxidante
- estimulación del sistema nervioso central incluidas funciones cognitivas como la atención, la memoria y el aprendizaje
- efecto anti fatiga
- efecto antidepresivo y ansiolítico
- normalizador de la actividad endocrina
- aumento de la esperanza de vida.

Toxicidad: Baja.

VERBENA
Verbena officinalis

Composición:
Tanino, esencia, verbenalósido que se transforma en verbenalol, y mucílagos.

Usos medicinales:
Es espasmolítica, **sedante ligera**, digestiva, diurética y cardiotónica. Planta de uso muy popular, especialmente como sedante suave. Favorece la digestión al estimular la liberación de enzimas y el peristaltismo, alivia la congestión del hígado,

estimula la liberación de bilis y ayuda a eliminar los cálculos biliares y renales.

Tiene buenas propiedades para disminuir las taquicardias y palpitaciones de origen cardiaco, alivia las migrañas, las neuralgias y favorece la eliminación de orina. Externamente se emplea en gargarismos para aliviar la faringitis y en cataplasmas contra las torceduras, reumatismo y dolores de costado, así como para la ciática.

CAPÍTULO 13

NUTRIENTES

OMEGA 3

Los ácidos omega 3 acentúan la capacidad de transmisión de señales en el sistema nervioso central, contribuyendo a combatir estados depresivos y situaciones estresantes. Un equipo de la Harvard Medical School ha dado a conocer un estudio según el cual la administración de ácidos grasos omega 3 combinados con otro compuesto, la uridina, potenciarían sus efectos potencialmente beneficiosos.

Ambos compuestos administrados de forma independiente, explican los investigadores, tienen efectos antidepresivos en los modelos animales con los que han sido probados. Con su combinación, afirman, se obtienen incluso mejores resultados.

Se sabe que la uridina, al igual que la citidina, estimula la síntesis de fosfolípidos, los cuales están presentes en todas las células del organismo y en sus membranas.

Anteriormente se habían demostrado los efectos antidepresivos de la citidina, así que los investigadores se preguntaban si se podían esperar los mismos resultados con la administración de uridina, a su vez, un antiestrés.

MAGNESIO

Es el cuarto catión más abundante en el organismo, siendo su contenido corporal de 2.000 mEq en un varón de 70 kilos, encontrándose casi la mitad en el hueso, no siendo fácilmente intercambiable con el que se encuentra en el líquido encefalorraquídeo que contiene apenas un 1% del total. El resto, ese 49%, se encuentra distribuido intracelularmente.

La concentración idónea del magnesio corporal se mantiene gracias a la ingesta alimentaria y al control renal e intestinal que se realiza, en parte controlado por la hormona PTH, la cual como sabemos también regula la cantidad de calcio. En caso de poca ingesta la eliminación fecal e intestinal prácticamente es nula, aunque esta facultad de regularlo se altera si la dieta es muy alta en fósforo y calcio.

El 30% del magnesio orgánico se encuentra ligado a proteínas, dependiendo esta unión del pH.

En la naturaleza se encuentra normalmente como carbonato de magnesio, siendo uno de los minerales más abundantes de la corteza terrestre ya sea como la forma anteriormente dicha o como magnesita, dolomita, carnalita o epsomita.

Funciones corporales

•	Activa una gran variedad de enzimas, entre ellas la fosfatasa alcalina y el trifosfato de adenosina.
•	Estabiliza la estructura macromolecular del ADN y del ARN.
•	Es necesario para la actividad del pirofosfato de tiamina, la forma activa de la vitamina B-1.
•	Interviene en el metabolismo del calcio y el fósforo.
•	Tiene un papel esencial en la contracción muscular.

- Es cofactor en el metabolismo de la vitamina B-2.
- Favorece el crecimiento estatural de los niños.
- Tiene funciones similares al calcio, aunque son antagonistas si se encuentran en cantidades excesivas.
- Evita la formación de cálculos de oxalato cálcico en los riñones.
- Regula la temperatura corporal.
- Es cofactor en la producción de diversas hormonas.
- Su presencia es esencial en la transmisión de los impulsos nerviosos.
- Facilita la relajación muscular.
- Mantiene los huesos, articulaciones, cartílagos y dientes en buen estado.
- Regula el azúcar y el colesterol presentes en la sangre.
- Mantiene las contracciones cardiacas y regula su excitabilidad

LITIO

Es uno de los oligoelementos que se consideran no esenciales para la nutrición, aunque tiene propiedades terapéuticas muy interesantes. Descubierto en 1863 en algunos vegetales, se pensó que constituía una rareza sin importancia hasta que análisis posteriores fueron capaces de detectarlo en más de 1.400 especies.

También se detectó su presencia en el agua de manantial y en ciertas rocas marinas, encontrándose finalmente en los tejidos animales y humanos, principalmente en el cerebro, la médula espinal, las glándulas suprarrenales y el hígado.

Funciones orgánicas

• Actúa en la hidratación celular permitiendo que el sodio salga de la célula sin afectar al potasio.
• Es decisivo en la función de los neurotransmisores.
• Mantiene la membrana celular en buen estado.
• Regula las tasas de catecolamina de la acetilcolina, del ácido glutámico y el ácido gamma aminobutírico (GABA).
• Colabora en la síntesis del ATP (Adenosín trifosfato).
• Facilita la eliminación renal de la urea.
• Controla la excitación nerviosa del corazón.

OLIGOTERAPIA -*DIATESIS 3*-
Manganeso-Cobalto

Es una diátesis que solamente se encuentra en personas mayores o prematuramente envejecidas, quizá por enfermedades crónicas, trabajo excesivo, disgustos o desnutrición. También es normal encontrarla en personas con altos cargos laborales y de responsabilidad.

El estrés y la ansiedad son las características habituales en estos enfermos, muchas veces enmascaradas por una vida triunfante y llena de placeres mundanos. Sin embargo, bajo esa máscara exterior hay una persona emotiva, angustiada, nerviosa y depresiva, en la cual el optimismo ha desaparecido y tiene que mantener todavía su pose externa para no desmoralizarse aún más.

Si disponen de medios económicos suficientes son presa fácil de psicólogos y psiquiatras, los cuales le dan miles de soluciones (también en forma de medicamentos para "curar" su angustia), llegando a tener una dependencia medicamentosa para solucionar sus males. La vida laboral se les complica porque pierden la memoria, no son tan eficaces, y entran en un estado de irritabilidad y mal humor que les hacen insociables. Todo ello les lleva al cansancio crónico, a no dormir bien y a levantarse de la cama ya cansados, sin energías suficientes para acometer la jornada laboral que desearían que no llegara nunca.

Las mujeres padecerán de piernas pesadas, con fuertes dolores que alguien achacará a varices, sintiendo hormigueos y entumecimiento de los pies. Los malestares de estómago, la intolerancia a la mayoría de los alimentos, las colitis y los desórdenes alimentarios les conducirán a la úlcera gastroduodenal, agravando aún más su situación angustiosa ya que se ven obligados a tomar más medicamentos y a llevar un régimen incompatible con su vida social y laboral. Se declara hipertensión y con frecuencia la angustia sale al exterior en forma de dermatosis diversas que serán tratadas erróneamente con pomadas.

Las mujeres entrarán en una menopausia prematura, mientras que los varones padecerán con frecuencia impotencias que le llevarán ya inexorablemente a un callejón sin salida. Sus males ya no serán simples sino una suma de varios y si recurren al médico, a los médicos, serán consumidores habituales de cientos de pastillas que le solucionarán un mal para provocarle otro.
Sus defensas orgánicas disminuirán a causa de un sistema linfático sobrecargado, recurrirán a tratamientos de belleza externos para recuperar su autoestima y cuando se comparen con personas de su misma edad no martirizadas por tratamientos erróneos pensarán que el destino les ha vuelto la espalda.

Llegado a este punto su creatividad estará a cero, lo mismo que su capacidad para rendir adecuadamente en el trabajo. Es posible que a causa de ello sean despedidos, justo en el peor momento de su vida y entonces el pesimismo, la abulia, la psicastenia y la depresión le acogerán en su seno.

Al sentirse inútiles, casi un esbozo de lo que fueron, se volverán agresivos con su pareja, se aislarán de su entorno, perderán el gusto por la vida y el suicidio les parecerá entonces la mejor de las liberaciones. Aun así, mantendrán el tipo delante de los demás y es posible que mucha gente no perciba lo que pasa en su interior. Si en esos momentos tienen la suerte de encontrar un buen terapeuta experto en tratamientos naturales, oligoterapia, homeopatía o fitoterapia, se recuperarán con rapidez y sin efectos secundarios.

Padecen con frecuencia:

Esta Diátesis 3 o distonía neurovegetativa, es un tránsito y una evolución de la 1, siendo frecuente en mujeres entre los 40 y 50 años. Destaca la falta de adaptación al esfuerzo, con una astenia no sólo matinal sino que puede durar todo el día, aunque suele mejorar por la noche. Especialmente significativos son los trastornos relacionados con la comida, con anorexia, malas digestiones y sueño intenso al terminar de comer. La sensación de estar envejeciendo rápidamente es muy perceptiva, agudizándose con el deterioro estético perfectamente visible en el espejo, consecuencia quizá del vacío espiritual. Quien ha dedicado la mayor parte de su vida a conseguir logros materiales y a la belleza física, acusará en esa época un gran vacío y decaimiento.

Son síntomas claros el envejecimiento corporal que afecta tanto a la absorción de nutrientes como a la eliminación de tóxicos, un descenso progresivo de la vitalidad, alteraciones circulatorias que ocasionan pesadez de piernas, hinchazón de los tobillos, así como alergias y urticarias. Si la mujer se encuentra en la menopausia la osteoporosis será intensa, así como la hinchazón abdominal, la indiferencia sexual, las disfunciones biliares y las crisis de ansiedad.

Como síntesis:

Distonías neurovegetativas que se manifiestan con ansiedad, hiperactividad, irritabilidad, depresiones, melancolía, ansiedad y fuerte emotividad.
Frecuentemente hay impotencia, aversión al otro sexo, menopausia adelantada, dismenorreas, linfomas y fibromas.
Mareos, vértigos, piernas pesadas, doloridas y hemorroides.
Pérdida de la energía y de la memoria.
Cansancio a lo largo de todo el día.
Alteraciones de la tensión, arteriosclerosis, colesterol, ácido úrico y litiasis renal.
Jaquecas y sensación de padecer del corazón.
Ansiedad y reproches.
Responden al **Manganeso-Cobalto**.

TRIPTÓFANO

Funciones orgánicas:

Es el precursor de diferentes neurotransmisores, entre ellos la serotonina, la cual depende esencialmente de los niveles de

151

triptófano que le lleguen. Estos niveles suelen ser muy bajos (y esto explicaría la gran cantidad de personas que padecen insomnio) ya que están interdependientes a su vez de la cantidad de ácido nicotínico que exista en la dieta, la cual emplea al aminoácido para su síntesis.

Por tanto, si a la poca cantidad que existe en los alimentos y lo poco estable que es al calor, añadimos las demandas requeridas para la síntesis de la vitamina PP, comprenderemos la necesidad de tomar suplementos de este aminoácido.

Este efecto debe ser tenido muy en cuenta cuando tratemos enfermedades carenciales en Nicotinamida, como la pelagra o seudo pelagra, ya que una carencia de triptófano puede aumentar las avitaminosis y hacerla difícil de solucionar.

Otra gran ventaja del triptófano es que puede ser tomado durante el día como relajante, ya que no provoca sueño en las horas diurnas, pudiéndose incluso conducir ya que la alerta intelectual y los reflejos no quedan disminuidos. El triptófano actuaría solamente cuando el individuo deseara dormir y no en cualquier momento.

Sus efectos sobre el psiquismo y el sistema nervioso le llevan a ser también un buen tratamiento contra la ansiedad, la irritabilidad e incluso la depresión, quizá por su dependencia de otros aminoácidos antidepresivos como la tirosina y la fenilalanina. Juntos constituyen uno de los remedios más eficaces y rápidos que existen para el tratamiento de las crisis depresivas y todo sin efectos secundarios.

Aplicaciones no carenciales:

Cualquier tipo de dolor, sea crónico agudo, como terapia sola o combinada con los fármacos habituales, lo que permitirá reducir la dosis de éstos.
Insomnio crónico o para quitar poco a poco la dependencia a los hipnóticos utilizados.
Para tratar problemas de ansiedad o emocionales que cursen con tristeza, apatía, depresiones o neurosis.
En casos de bulimia y anorexia nerviosa.
Síndrome carcinoide.
Psicosis y comportamiento agresivo.
Temblores del Parkinson.

GALERÍA DE EJERCICIOS PARA RELAJARSE

1. Posición para estirar los muslos y glúteos, aliviando la cadera.
2. Llevar los codos lentamente hacia atrás, con el fin de contraer los trapecios y estirar los pectorales.
3. Evitando levantar la cadera del suelo, hay que incorporar lentamente la espalda.
4. Esta postura alivia sensiblemente la espalda y elimina contracturas.
5. Posición para respirar profundamente, con la espalda recta, mientras que estiramos la parte interna de los muslos.
6. Inclinando levemente la espalda hacia atrás, expandimos la caja torácica.
7. Posición idónea para la meditación y el relax.
8. Finalmente, esta posición nos permitirá encarar conversaciones problemáticas.

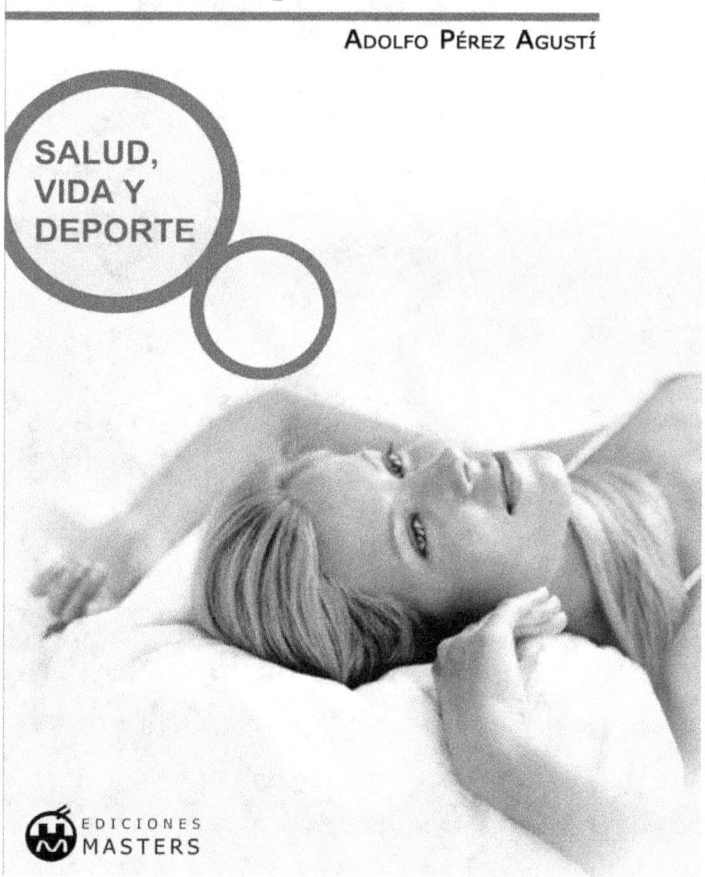

Tratamiento natural de la depresión

ADOLFO PÉREZ AGUSTÍ

SALUD, VIDA Y DEPORTE

EDICIONES MASTERS

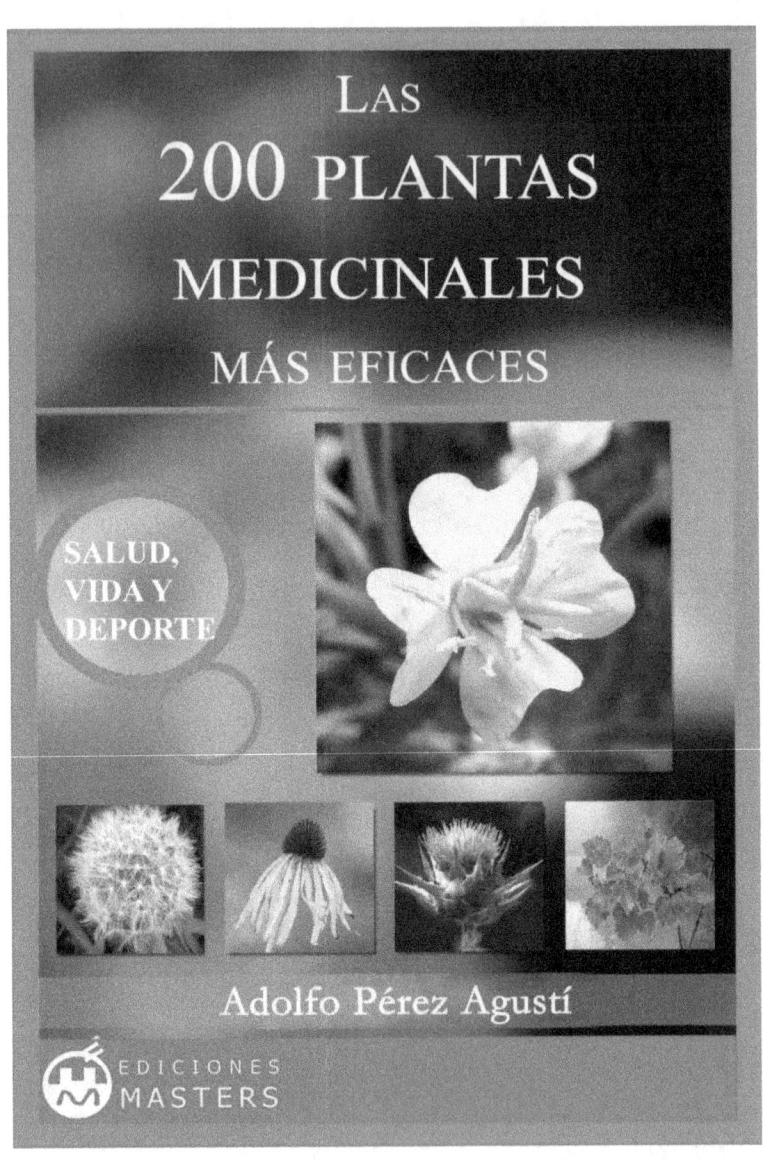

Las
200 PLANTAS
MEDICINALES
MÁS EFICACES

SALUD,
VIDA Y
DEPORTE

Adolfo Pérez Agustí

EDICIONES
MASTERS

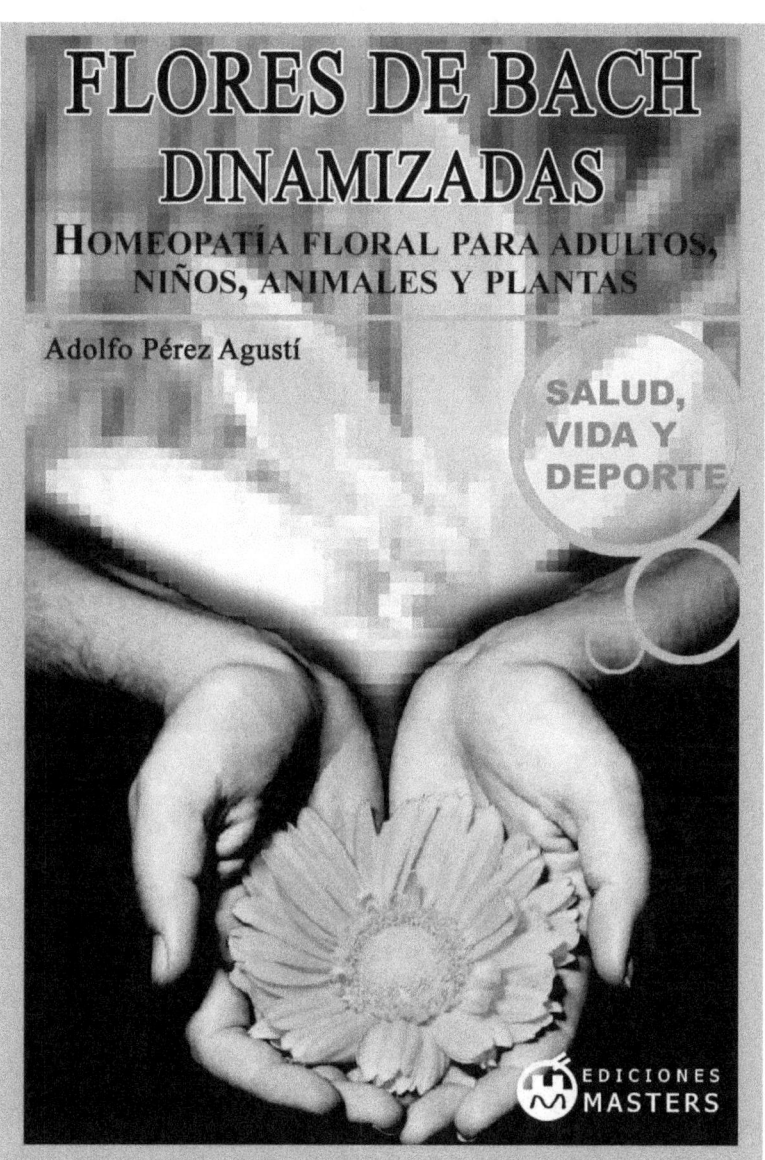

FLORES DE BACH
DINAMIZADAS
HOMEOPATÍA FLORAL PARA ADULTOS, NIÑOS, ANIMALES Y PLANTAS

Adolfo Pérez Agustí

SALUD, VIDA Y DEPORTE

EDICIONES MASTERS

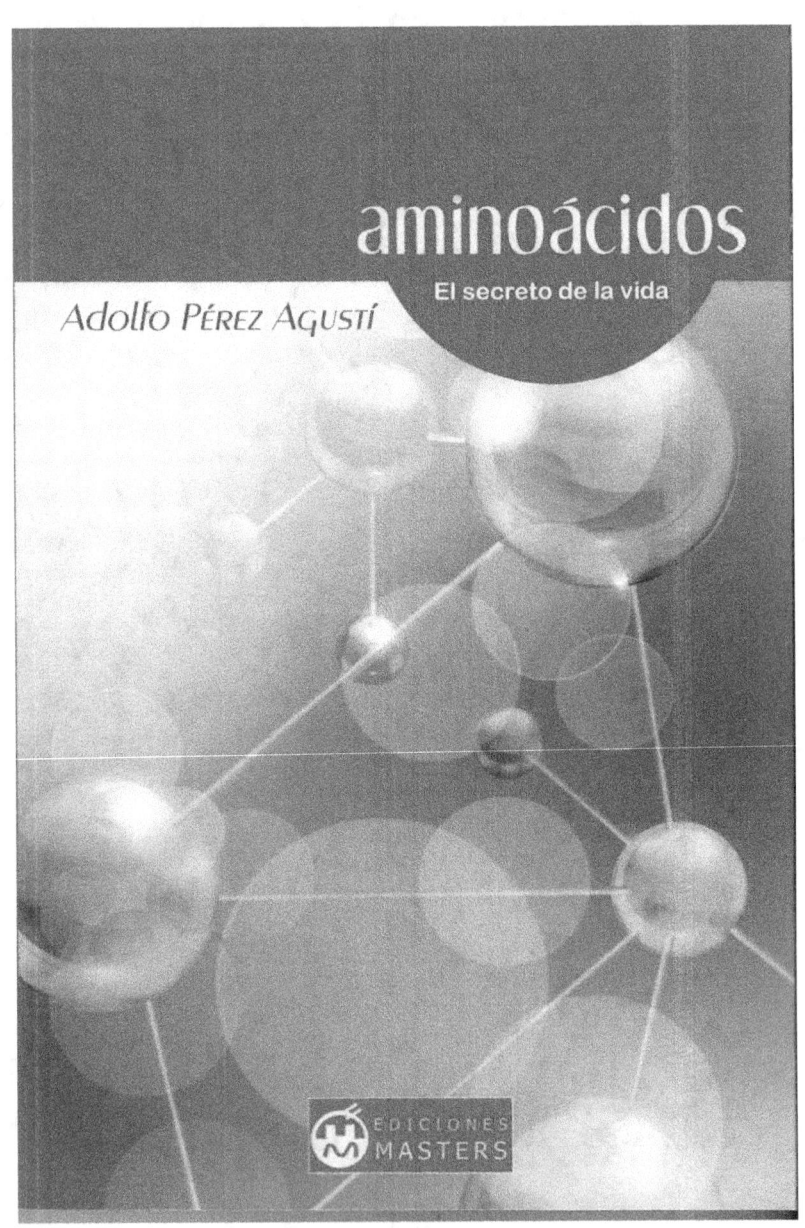

aminoácidos

El secreto de la vida

Adolfo Pérez Agustí

EDICIONES
MASTERS

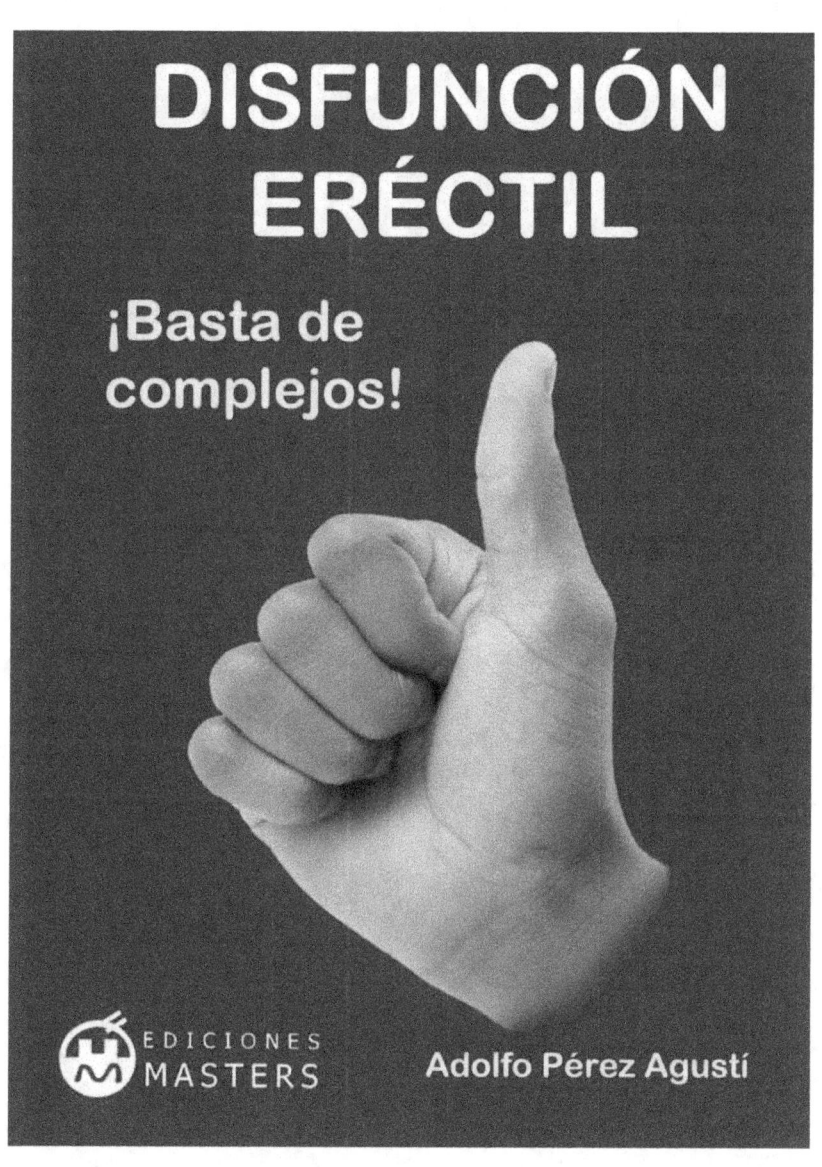